Chakras
für Einsteiger

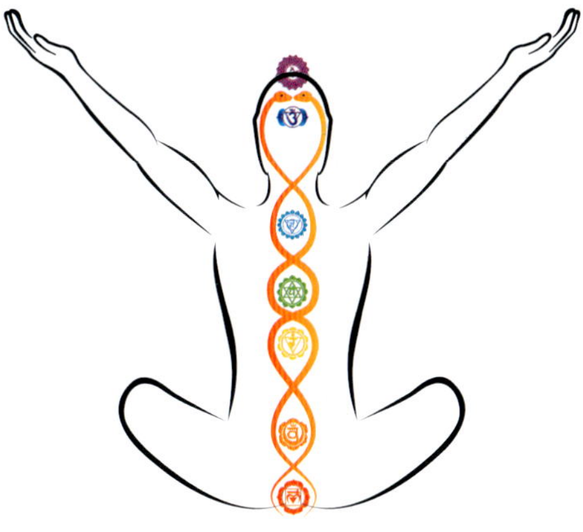

VICTOR ARCHULETA

Chakras
für Einsteiger

Mehr Energie für Gesundheit, Glück und innere Kraft

Bassermann

ISBN: 978-3-8094-4391-9

2. Auflage 2024

Umschlaggestaltung: Atelier Versen, Bad Aibling
Layout: Quarto Publishing plc, einem Imprint der Quarto Group
Projektleitung: Birte Dittmann
Producing: SAW Communications, Redaktionsbüro Dr. Sabine A. Werner, Mainz
Übersetzung: SAW Communications, Mia Kessler
Lektorat: SAW Communications, Dr. Sabine A. Werner
Satz: SAW Communications in Zusammenarbeit mit alles mit Medien, Anke Enders, Sprendlingen
Herstellung: Timo Wenda

Printed in China

MIX
Papier | Fördert gute Waldnutzung
FSC® C016973

Inhalt

ACHTUNG

Die Angaben in diesem Buch dienen ausschließlich Informationszwecken. Sie sind nicht dazu bestimmt, die medizinische Beratung durch einen Arzt oder eine Ärztin zu ersetzen. Bitte halten Sie Rücksprache mit Ihrer Ärztin oder Ihrem Arzt, bevor Sie eine neue Heilmethode anwenden.

WEGWEISER ZU DEN CHAKRAS

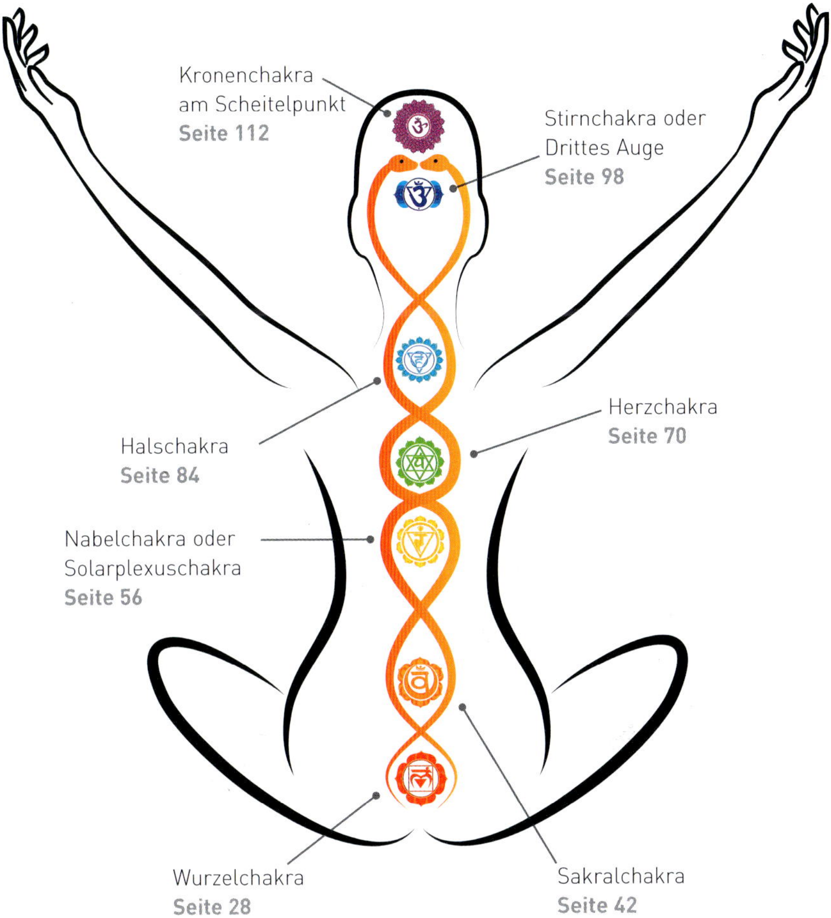

Einleitung

Chakras sind die Energiezentren des Körpers. Sie sind der Schlüssel zu körperlicher Gesundheit, emotionaler Ausgeglichenheit und geistiger Klarheit. Wer seine Chakras ins Gleichgewicht bringt, eröffnet für sich eine neue Dimension der Heilung und des Wachstums.

Die Systeme des menschlichen Körpers laufen in tausendfacher Form in den sieben Energiezentren, den Chakras, zusammen. Diese sind im Kopf und entlang der Wirbelsäule angeordnet. Nach der Chakralehre gibt es Energiekanäle, die spiralförmig entlang der Wirbelsäule verlaufen, vom Scheitel hinunter bis zum Kreuzbein und dann wieder hinauf zum Kopf. Diese spiralförmigen Energieströme, die sich um die Achse der Wirbelsäule winden, kreuzen sich an sieben Punkten – dies sind die Chakras.

Viele körperliche und geistige Systeme stehen in Wechselwirkung mit dem Chakrasystem. Jedes der sieben Chakras wird einem Nervenknoten zugeordnet, der entlang der Wirbelsäule an einer bestimmten energetischen Schnittstelle sitzt. Man spricht auch von einem „Nervengeflecht". Diese energetischen Zentren beeinflussen die Funktion der benachbarten Hormondrüsen und Organe, und zusammen bilden sie das Rückgrat des allgemeinen Wohlbefindens.

AUSGEGLICHENE CHAKRAS SIND SEHR WICHTIG

Die einzelnen Chakras können aus der Balance geraten und andere Chakras damit ebenfalls aus dem Gleichgewicht bringen. Ein überaktives Chakra muss beruhigt und gezügelt werden, wohingegen ein unteraktives Chakra aktiviert und energetisiert werden sollte. Das Ziel dabei ist, die Chakras wieder in einen Gleichgewichtszustand zu bringen.

Meditation, Yoga, Astrologie, Kristalle und Reiki-Energiearbeit sowie eine bewusste Ernährung können dazu eingesetzt werden, die Chakras zu harmonisieren. Sich die Zusammenhänge zwischen diesen verschiedenen Heilmethoden und dem Chakrasystem vor Augen zu führen, hilft uns dabei, die Wahrnehmung für unsere eigenen Chakras und für deren Einfluss auf unser Wohlbefinden zu schärfen.

„Es gibt eine Lebendigkeit, eine Lebenskraft, eine Energie, eine Lebensbewegung, der du durch dein Handeln Ausdruck verleihst, und weil deine Existenz in aller Ewigkeit einzigartig ist, ist auch dieser Ausdruck einzigartig. Verhinderst du ihn, wird er sich durch kein anderes Medium manifestieren und ist dann für immer verloren.“

MARTHA GRAHAM

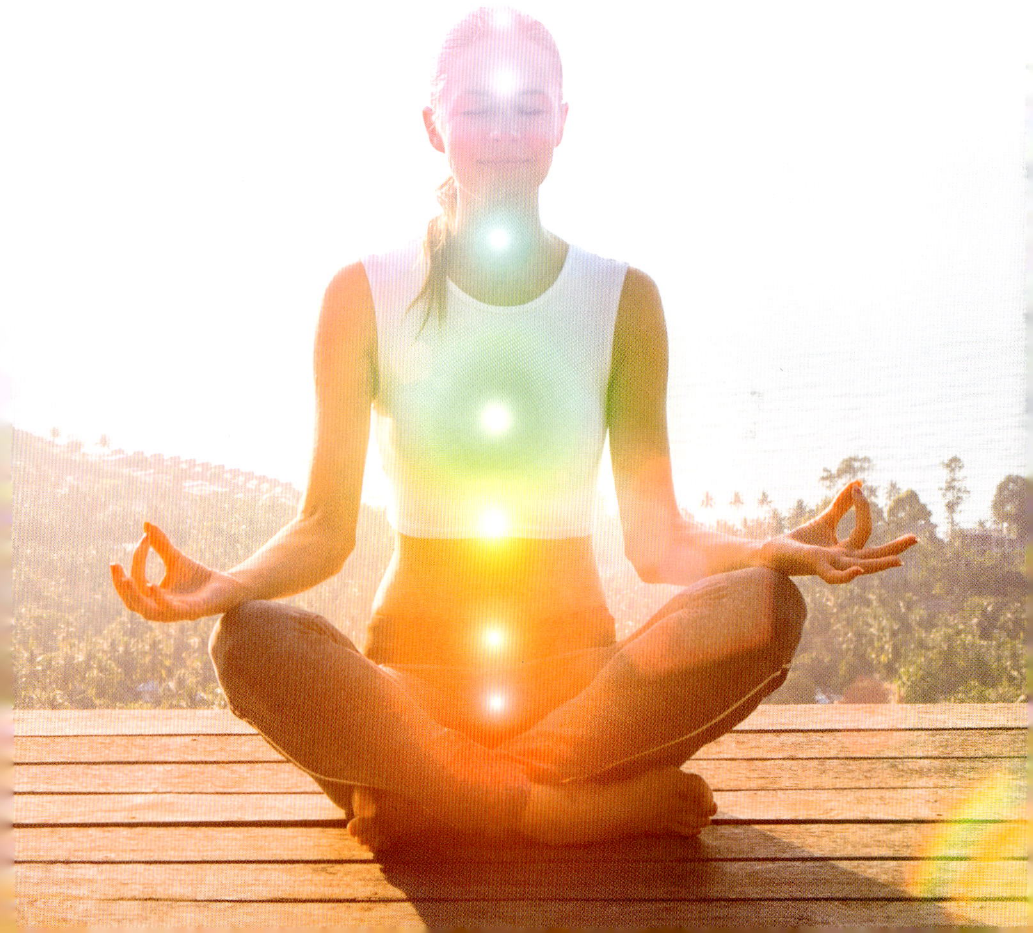

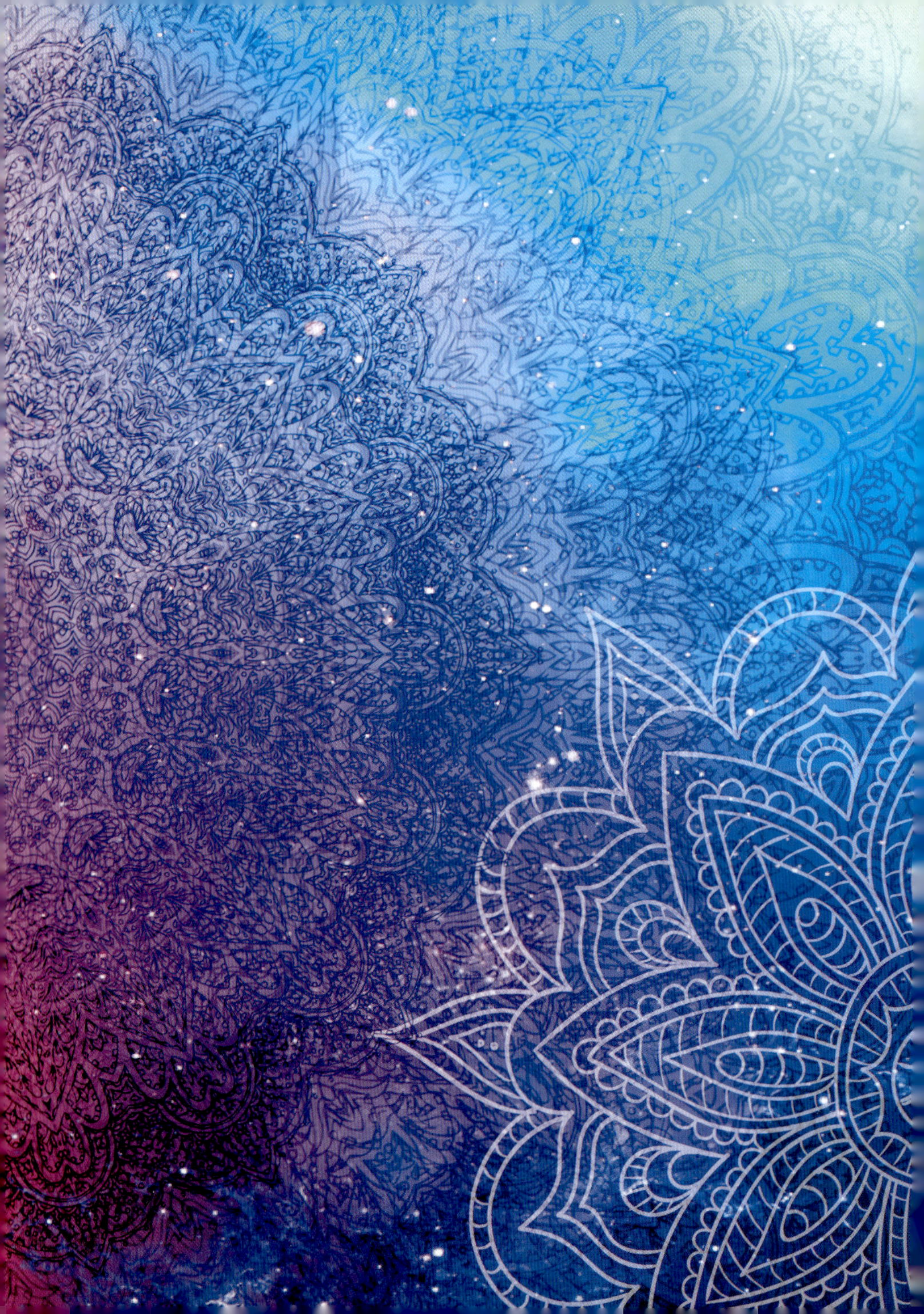

DAS CHAKRA-SYSTEM

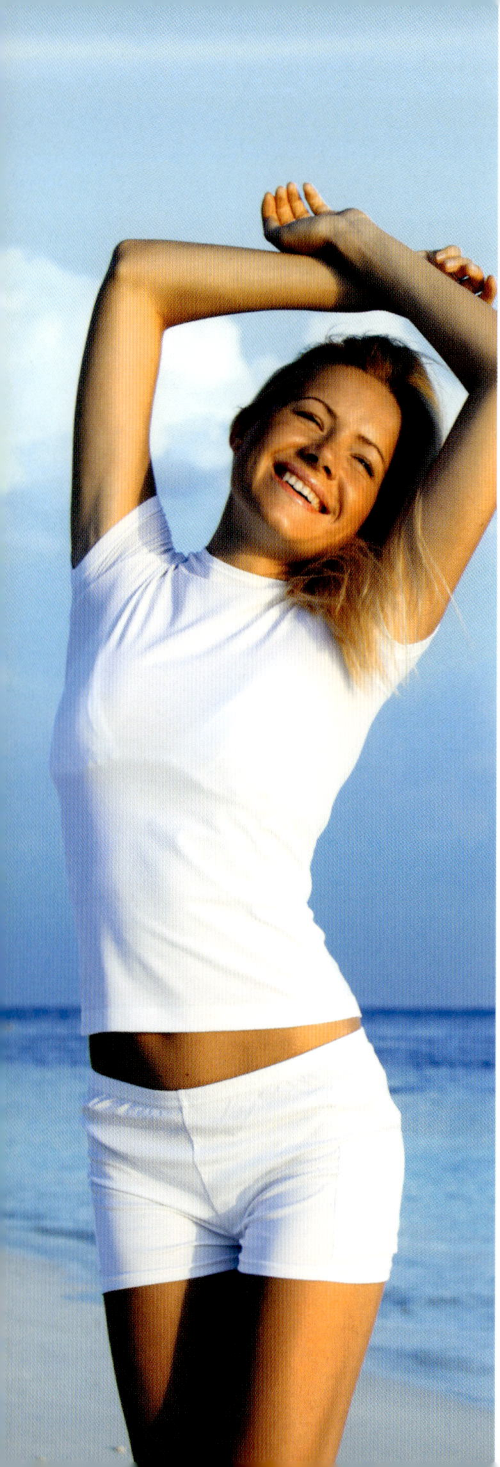

Chakras und Körper im Einklang

Der Energiekörper und der physische Körper sind eine untrennbare Einheit. Daher sind harmonische Chakras so wichtig für die körperliche Gesundheit. Chakras beeinflussen die Funktion aller Körperteile. Sie wirken auf die Organe, die Organsysteme und über die Hormondrüsen auf die gesamte hormonelle Steuerung.

Die Bedingungen in unserem Körper werden durch eine Reihe verschiedener Prozesse konstant gehalten, sodass chemische Stoffwechselprozesse ablaufen können. Regelnde Prozesse zur Aufrechterhaltung eines Gleichgewichts laufen auf der Ebene der Zelle, des Gewebes, der Organe und auch auf einer übergeordneten Ebene für den gesamten Organismus ab.

Wenn Sie mit Ihrem eigenen Körper gut vertraut sind, dann ist Ihnen möglicherweise bereits bewusst, an welcher Stelle das körperliche Gleichgewicht auf einer oder auf mehreren Ebenen gestört ist. In diesem Fall können Sie sofort damit beginnen, sich den Problemen zu widmen, die durch Stress oder Verletzungen im Alltagsleben entstanden sind. Hierzu müssen Sie einfach nur wissen, welches Chakra dem fraglichen Körperteil oder Organsystem zugeordnet ist.

Chakra	Organsysteme*	Körperteile/Organe	Hormondrüsen
Wurzel-chakra	Verdauungs-, Fortpflanzungs-, Immunsystem	Dickdarm, Anus, Prostata, Beine, Füße	Nebennieren: Sie regulieren den Stoffwechsel und das Immunsystem.
Sakral-chakra	Verdauungs-, Harn-, Fortpflanzungs-system	Becken, Nieren, Blase, Hüfte, Geschlechtsorgane	Hoden/Eierstöcke: Sie regulieren die Geschlechts-entwicklung und bilden Sexualhormone.
Nabel-chakra	Verdauungs-system	Bauch, unterer Rücken, Magen, Bauchspeichel-drüse, Milz, Leber, Gallenblase, Darm	Bauchspeicheldrüse: Sie reguliert den Stoffwechsel.
Herz-chakra	Atmung, Herz-Kreislauf-System, Immunsystem	Brusthöhle, Herz, oberer Rücken, Rippen, Brustkorb, Lunge	Thymusdrüse: Sie reguliert das Immunsystem.
Hals-chakra	Atmung, Herz-Kreislauf-System, Verdauungs-, Immunsystem	Mund, Kiefer, Hals, Stimmbänder, Nacken, Luftröhre, Schilddrüse, Schultern, Arme, Hände	Schilddrüse: Sie reguliert die Körpertemperatur und den Stoffwechsel.
Stirn-chakra	Siehe unten	Augen, Ohren, Nase, Nasennebenhöhlen, Hypothalamus, Rückenmark	Hypophyse: Sie bildet Hormone, die die Funktion der fünf oben genannten Hormondrüsen regulieren; siehe auch Kronenchakra.
Kronen-chakra	Siehe unten	Gehirn, Großhirnrinde, Schädel	Epiphyse: Sie reguliert zeitabhängige Rhythmen des Körpers, unter anderem den Schlaf-wach-Rhythmus; korrespondiert mit dem Stirnchakra.

* Das Nerven- und Hormonsystem sowie der Stütz- und Bewegungsapparat werden von allen sieben Chakras beeinflusst.

Der Energiekörper und die Kundalini-Energie

Chakras sind Energiezentren, die bereits vor langer Zeit in der indischen und der chinesischen traditionellen Medizin beschrieben wurden. Die sich drehenden Energiewirbel sind von besonders großer Bedeutung für die ayurvedische Heilkunst. Sie geht davon aus, dass der menschliche Geist durch Transformationsprozesse ganzheitliche Heilung bewirken kann.

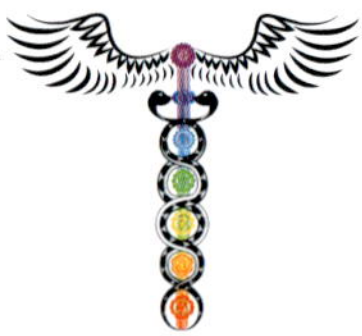

AYURVEDISCHE NAMEN

- Wurzelchakra: Muladhara
- Sakralchakra: Svadhisthana
- Nabelchakra: Manipura
- Herzchakra: Anahata
- Halschakra: Vishuddha
- Stirnchakra: Ajna
- Kronenchakra: Sahasrara

Nach ayurvedischer Lehre fließt Energie entlang der Wirbelsäule durch die Nadis, die Energiekanäle, auf und ab. Die Energie wird in den chinesischen Systemen als „Chi" bezeichnet – so beispielsweise in „Tai-Chi". In den indischen Quellen heißt sie „Prana" oder „Kundalini Shakti". Die drei Nadis, die in den heiligen vedischen Schriften beschrieben sind, werden „Ida", „Pingala" und „Sushumna" genannt.

Ida und Pingala winden sich wie zwei Schlangen spiralig um Sushumna, die entlang des Zentralkanals verläuft. Zusammen bilden sie die Form eines Hermesstabs, der gelegentlich als Symbol des Heilens verwendet wird. Die Anordnung der Energiekanäle erinnert auch an die Doppelhelix der DNA-Moleküle.

AYURVEDISCHE PRINZIPIEN

Die Kundalini-Energie fließt entlang der Wirbelsäule durch die Nadis auf und ab. Diese kreuzen sich auf Höhe der ersten fünf Chakras. Durch das Ausbalancieren des Energieflusses von Ida – der weiblichen Energie – und Pingala – der männlichen Energie – lässt sich die Funktion der ersten sechs Chakras harmonisieren.

Die Kenntnis von ein paar Grundprinzipien der ayurvedischen Philosophie erlaubt es, den Energiefluss zwischen den sieben Chakras zu verstehen. Dadurch wird auch nachvollziehbar, wie die Kundalini-Energie für bestimmte Chakras durch Übungen aus dem Kundalini-Yoga oder Mudra-Handstellungen in der Meditation aktiviert werden kann.

PINGALA

Der spiralförmige Energiefluss von Pingala steht in Verbindung mit der Sonnenenergie, wirkt wärmend und transportiert männliche Eigenschaften. Pingala steht für das Extrovertierte und entspricht auf physischer Ebene der linken Gehirnhälfte und dem parasympathischen Nervensystem.

IDA

Der spiralförmige Energiefluss von Ida steht in Verbindung mit der Mondenergie, wirkt kühlend und transportiert weibliche Eigenschaften. Ida steht für Introvertiertheit und entspricht auf körperlicher Ebene der rechten Gehirnhälfte und dem sympathischen Nervensystem.

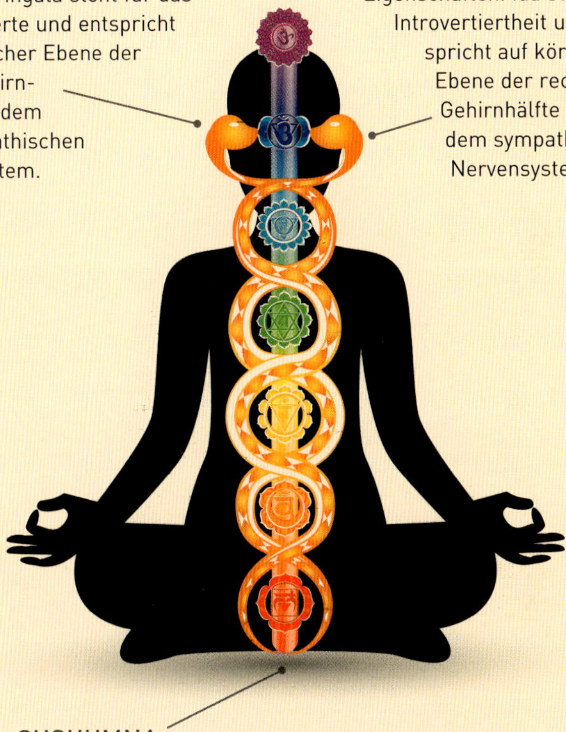

SUSHUMNA

Der Sushumna-Energiestrom verläuft entlang des Zentralkanals der Wirbelsäule und bewirkt innere Ruhe und einen ausgeglichenen Geist. Die Kundalini-Energie steigt durch ihn vom Wurzelchakra über die fünf Chakras bis zum Kronenchakra auf. Sie wirkt stabilisierend und erdend und entspricht auf physischer Ebene dem zentralen Nervensystem.

TATTVAS (ELEMENTE)

- Wurzelchakra: Erde
- Sakralchakra: Wasser
- Nabelchakra: Feuer
- Herzchakra: Luft
- Halschakra: Äther
- Stirnchakra: alle
- Kronenchakra: alle

DER FLUSS DER KUNDALINI-ENERGIE

Die Kundalini-Energie wirkt nach yogischer Anatomie in drei Bereichen:

• Bereich der Chakras 1 bis 3
Wurzel-, Sakral- und Nabelchakra bilden das untere Dreieck und sind vor allem zuständig für die physischen Aspekte des Körpers und die niedrigeren Energiefrequenzen.

• Bereich der Chakras 5 bis 7
Hals-, Stirn- und Kronenchakra bilden das obere Dreieck und speichern vorrangig spirituelle und höhere Energiefrequenzen.

• Chakra 4
Das Herzchakra fungiert als ausgleichendes Element zwischen dem oberen und dem unteren Dreieck und ist vor allem dafür zuständig, die physischen, irdischen Energien mit den spirituellen, himmlischen Energien in Verbindung zu setzen.

DIE FÜNF TATTVAS

Die Tattvas sind die Grundelemente, aus denen das gesamte Universum besteht, uns selbst eingeschlossen. Zu den fünf Tattvas zählen die Dichte, die Bewegung, die Hitze, der Fluss und die spirituellen Verbindungen. Diesen fünf entsprechen die Elemente Erde, Wasser, Feuer, Luft und Äther. Jedem Tattva wird ein Chakra zugeordnet.

KUNDALINI-YOGA

Die Praxis des Kundalini-Yoga bietet durch die Asanas, Mudras und Mantras – also durch Körperstellungen, Handstellungen und Singen – eine Erfahrung auf körperlicher Ebene und aufgrund der Tattvas auch auf energetischer Ebene.

Diese Kundalini-Übungen bewirken das Aufsteigen der Kundalini-Energie, das ein bewusstes Wahrnehmen der Chakra-Energiezentren mit sich bringt. Dieses Bewusstsein ermöglicht es uns zu erkennen, welche unserer Chakras aktiv und ausgeglichen und welche neutral oder aus der Balance geraten sind. So können durch gezielte Übungen auch unsere Selbstheilungskräfte aktiviert werden.

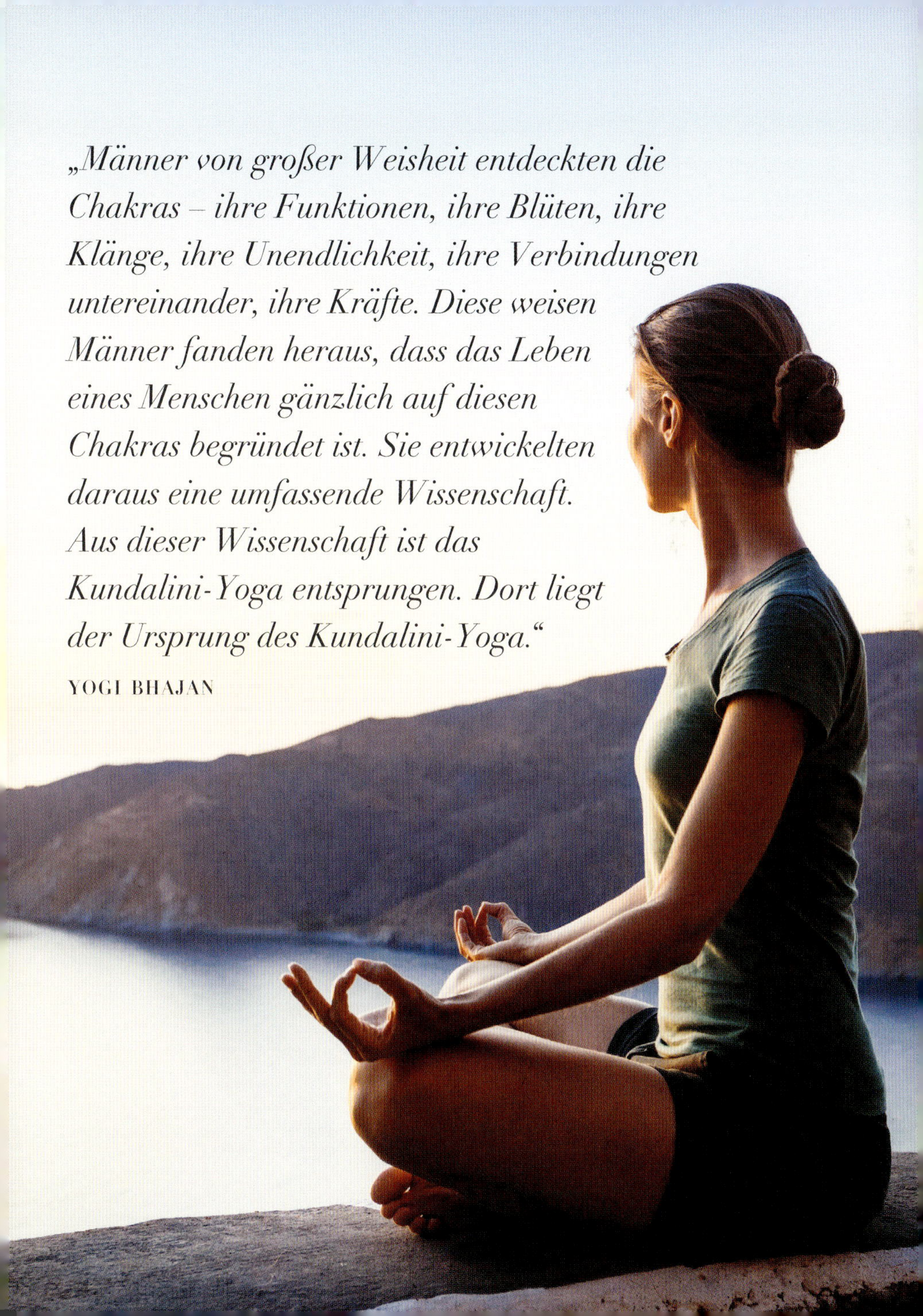

„Männer von großer Weisheit entdeckten die Chakras – ihre Funktionen, ihre Blüten, ihre Klänge, ihre Unendlichkeit, ihre Verbindungen untereinander, ihre Kräfte. Diese weisen Männer fanden heraus, dass das Leben eines Menschen gänzlich auf diesen Chakras begründet ist. Sie entwickelten daraus eine umfassende Wissenschaft. Aus dieser Wissenschaft ist das Kundalini-Yoga entsprungen. Dort liegt der Ursprung des Kundalini-Yoga."

YOGI BHAJAN

Meditationen und Mantras

Die Meditationspraxis erlaubt es Ihnen, sich zu erden und die Verbindung mit der universellen Lebensenergie zu spüren. Meditationspraxis kann viele Formen annehmen – von der simplen Konzentration auf den Atem bis zum Rezitieren eines Mantras.

MANTRAS

- Wurzelchakra: Lam
- Sakralchakra: Vam
- Nabelchakra: Ram
- Herzchakra: Yam
- Halschakra: Ham
- Stirnchakra: Aum
- Kronenchakra: Om

Ein Mantra ist ein Wort oder eine Wortfolge. Kontinuierliche Wiederholung oder anhaltende Konzentration auf das Mantra beeinflussen den Geist. Es kann in Gedanken wiederholt oder laut ausgesprochen werden und spielt eine wichtige Rolle in vielen Yogatechniken, unter anderem auch in der Meditation.

Durch Meditation richten Sie Ihre Energie und Aufmerksamkeit nach innen. So können Sie Ihre Gedanken und Gefühle klar und bewusst und ohne Ablenkungen aus der Außenwelt wahrnehmen. Eine klare und bewusste Wahrnehmung bringt die nötige Einsicht, um Chakras zu identifizieren, die besonderer Aufmerksamkeit bedürfen, und sie auszubalancieren.

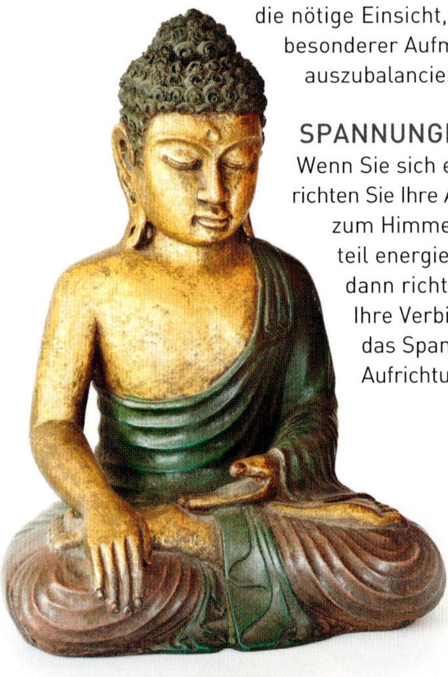

SPANNUNGEN AUSGLEICHEN

Wenn Sie sich energielos oder lethargisch fühlen, richten Sie Ihre Aufmerksamkeit auf die Verbindung zum Himmel. Fühlen Sie sich aber im Gegenteil energiegeladen oder gar angespannt, dann richten Sie Ihre Aufmerksamkeit auf Ihre Verbindung zur Erde. Dies hilft dabei, das Spannungsfeld zwischen Erdung und Aufrichtung im Gleichgewicht zu halten.

MEDITATIONSÜBUNG

Bevor Sie sich dem Ausgleich Ihrer Chakras zuwenden, ist diese Übung empfehlenswert. Vertrauen Sie darauf, dass Ihre Meditation sich günstig auf Sie auswirken wird, und lassen Sie zu, dass sich die Sitzung ungehindert entfaltet, ohne zu werten, was Sie wahrnehmen.

1. Setzen Sie sich zu Beginn eine Intention, zum Beispiel:

   „Ich erfülle den Raum mit goldener Lichtenergie, die beruhigt und stärkt."

   „Ich vertraue darauf, dass die universelle Lebensenergie dem Empfänger heilend und belebend zur Seite steht, wenn sie gebraucht wird."

   „Ich lasse zu, dass die universelle Lebensenergie durch mich hindurch zum Empfänger fließt, ohne ein bestimmtes Ergebnis davon zu erwarten."

2. Setzen Sie sich aufrecht auf einen bequemen Stuhl, und stellen Sie beide Füße flach auf den Boden. Legen Sie Ihre Handflächen in Gebetshaltung aneinander, drücken Sie dabei die Unterkanten der Handflächen und die Fingerspitzen gegeneinander, und berühren Sie mit den Daumen Ihre Brust.

3. Schließen Sie die Augen, und drücken Sie sanft Ihre Zunge gegen den vorderen Gaumen direkt hinter den Schneidezähnen.

4. Nehmen Sie lange, tiefe Atemzüge; atmen Sie für acht Sekunden langsam durch die Nase ein, sodass sich die Bauchdecke unter dem Nabel hebt, atmen Sie dann für acht Sekunden sanft durch die Nase aus. Wiederholen Sie dies dreimal (48 Sekunden).

5. Setzen Sie die langen, tiefen Atemzüge fort, halten Sie dieses Mal jedoch nach jedem Ein- und Ausatmen den Atem fünf Sekunden lang an. Wiederholen Sie dies dreimal (78 Sekunden). Atmen Sie anschließend entspannt in Ihrem eigenen Tempo weiter.

Astrologie und die Chakras

Während die Planeten durch den astrologischen Tierkreis wandern, erzeugen sie energetische Resonanzen in den sieben Hauptchakras des menschlichen Körpers. Es gibt verschiedene Sichtweisen zu diesen Verbindungen, darunter auch die hier beschriebene Zuordnung.

KRAFTCHAKRAS

- Steinbock: Wurzel
- Wassermann: Wurzel
- Schütze: Sakral
- Fische: Sakral
- Widder: Nabel
- Skorpion: Nabel
- Waage: Herz
- Stier: Herz
- Zwilling: Hals
- Jungfrau: Hals
- Krebs: Stirn
- Löwe: Krone

Jedes Chakra ist verbunden mit einem Tierkreiszeichen und dem Planeten, der es beherrscht. Den ersten fünf Chakras werden jeweils zwei Tierkreiszeichen zugeordnet und den letzten zwei Chakras jeweils eines. Das Sternzeichen zum Zeitpunkt der Geburt bestimmt, welches der sieben Chakras das kraftvollste ist. Dieses Chakra wird als „Kraftchakra" bezeichnet und repräsentiert die Energien, die Ihnen ganz natürlich und wie von selbst zufließen – es ist so etwas wie Ihre persönliche Powerbank.

IHR KRAFTCHAKRA STÄRKEN

Ihr Kraftchakra ist Ihr dominantes Chakra und Ihre Hauptenergiequelle. Die spezifischen Aspekte des persönlichen Tierkreiszeichens können Aufschluss darüber geben, wie Sie und andere durchs Leben navigieren, und liefern den Kontext für die dynamischen astrologischen Einflüsse, die speziell auf Ihren energetischen Körper einwirken.

Wenn Sie beispielsweise Waage sind, wird Ihr Bedürfnis nach liebevollen Freundschaften und Partnerschaften vom Herzchakra unterstützt. Ihre ureigene Liebe für alles Schöne sowie Ihr Gerechtigkeitssinn werden durch die Venus bestärkt, den Planeten der Göttin der Liebe, Leidenschaft und Harmonie.

Die Meditationen und Mantras für die einzelnen Chakras sind Hilfsmittel, um Ihr Kraftchakra zu stärken.

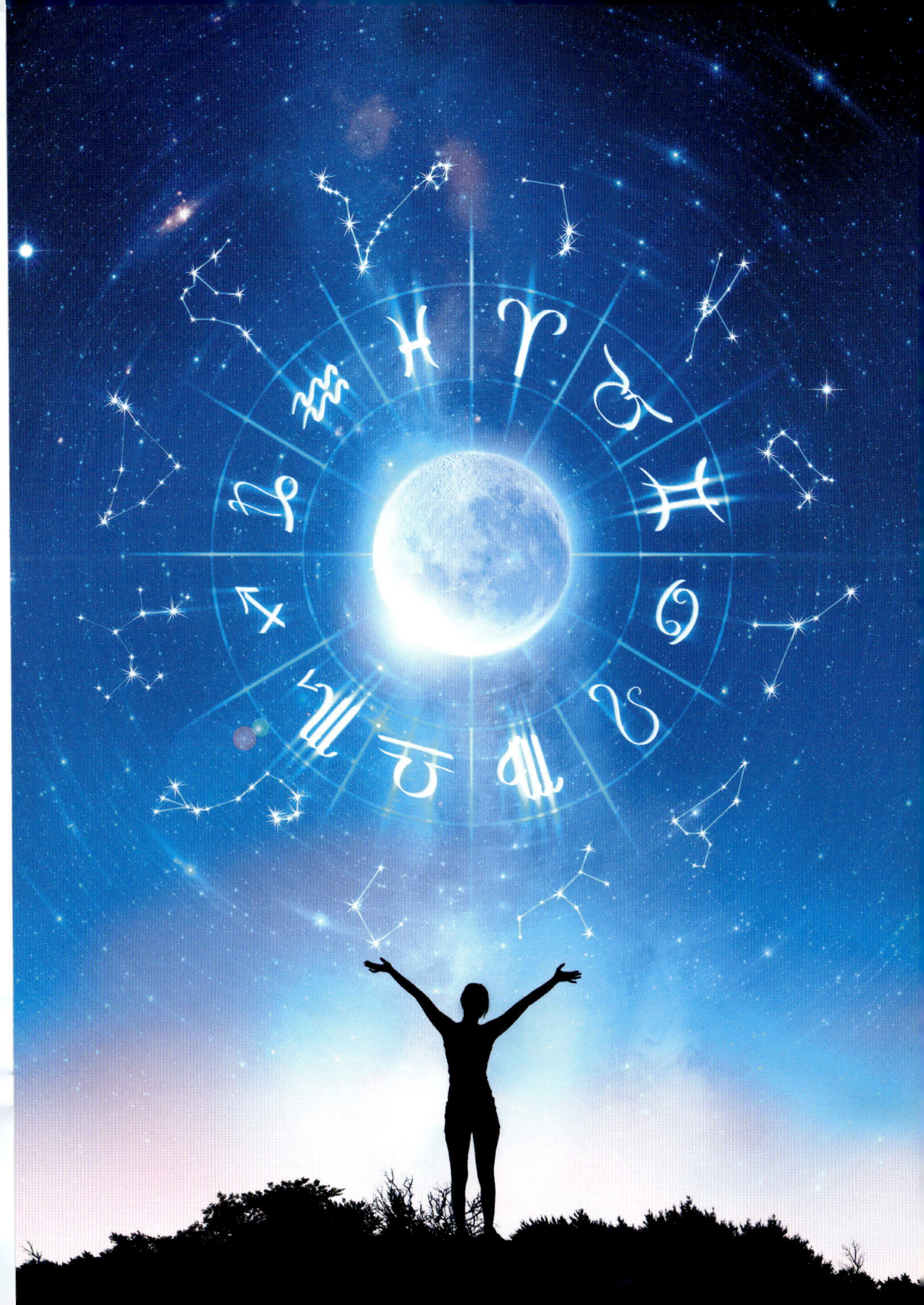

Reiki-Energiearbeit und ätherische Öle

Reiki ist eine Heilmethode, die Anfang des 20. Jahrhunderts von Mikao Usui in Japan entwickelt wurde. Der Name „Reiki“ wird als „universelle Lebensenergie“ übersetzt, er besteht aus den Silben „Rei“ – das bedeutet „Geist“ – und „ki“ – „Energie“.

VORSICHT

Ätherische Öle sollten vor der Verwendung immer mit einem Trägeröl – geeignet sind Traubenkern- oder Kokosöl – verdünnt werden und dürfen nicht in Kontakt mit Schleimhäuten kommen.

Mittlerweile gibt es eine Reihe verschiedener Reiki-Methoden. Das Usui-System ist eine Form des Reiki, bei der die behandelnde Person zunächst eine Verbindung zur Reiki-Energie herstellt. Dann legt sie sich selbst oder anderen Menschen die Hände auf verschiedene Körperregionen auf und leitet so die universelle Lebensenergie über die Handflächen zu den Chakra-Energiezentren. Dadurch wird das Chakrasystem ins Gleichgewicht gebracht.

ÄTHERISCHE ÖLE

Ätherische Öle sind hochkonzentrierte Öle, die flüchtige Bestandteile enthalten. Sie werden durch die Destillation verschiedener Teile von Heilpflanzen und -kräutern gewonnen. Das Wasser, das nach dem Destillationsprozess der ätherischen Öle zurückbleibt, wird als Hydrolat bezeichnet. Hydrolate enthalten winzige Mengen ätherischen Öls und andere wasserlösliche Bestandteile der destillierten Pflanzen und Kräuter.

Ätherische Öle und Hydrolate können zusammen mit Reiki eingesetzt werden, um die Chakras auszugleichen oder zu aktivieren. Sie können auf die Fußsohlen, den Nacken oder äußerlich auf Höhe eines der sieben Chakras aufgetragen werden.

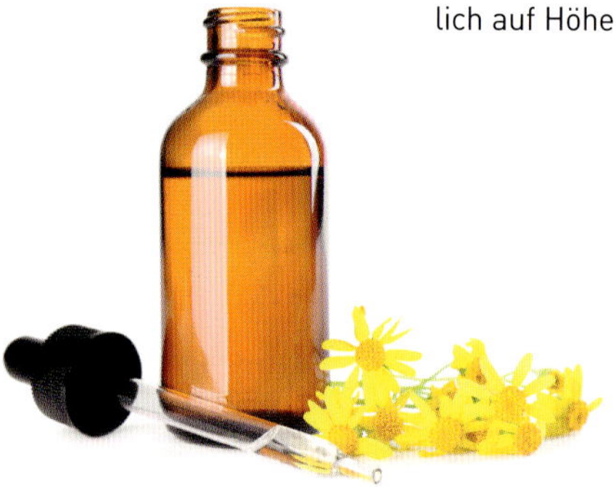

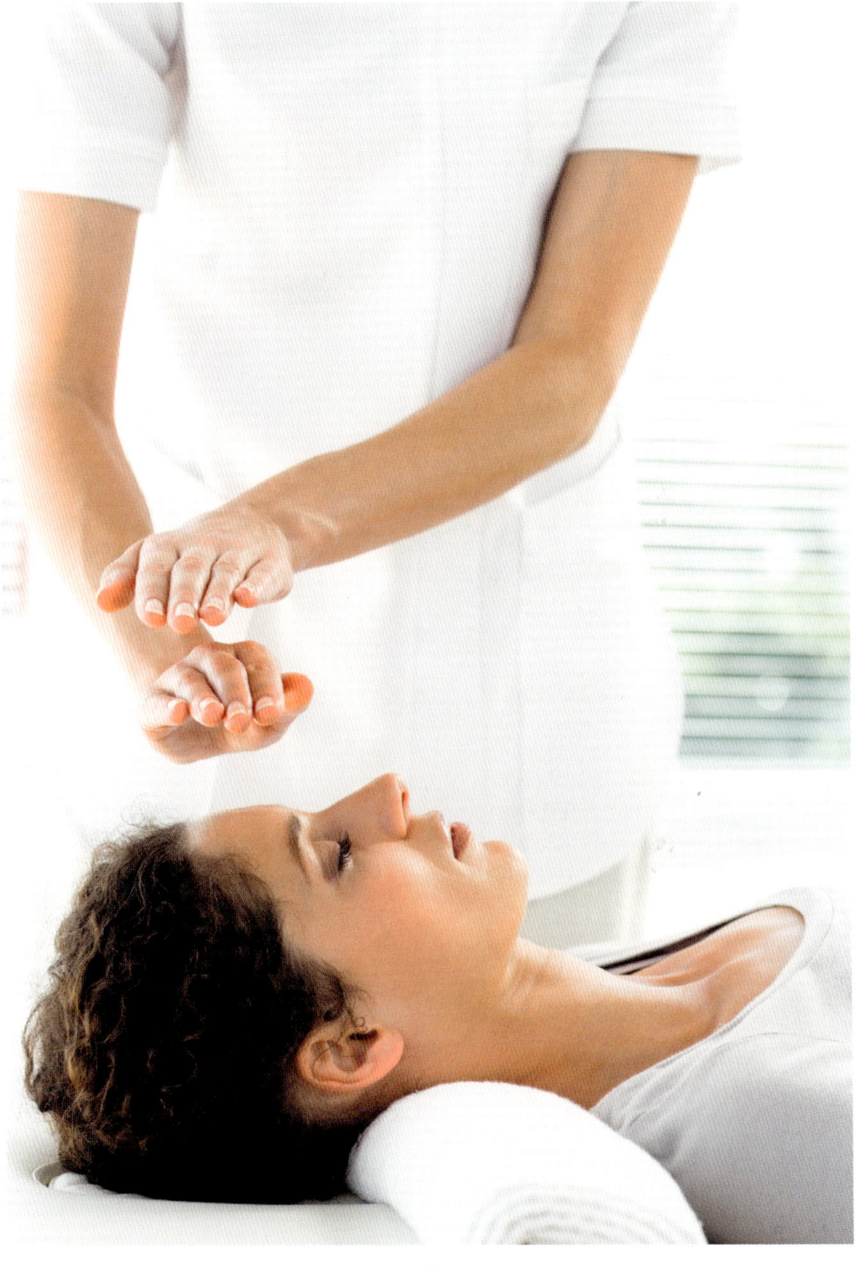

Kristall-, Farb- und Klangtherapie

Jedem Chakra sind mehrere Kristalle sowie bestimmte Farben und Töne zugeordnet. Kristalle werden bereits seit langer Zeit auf verschiedenste Weise verwendet, um das Wohlbefinden zu steigern. Farben und Klänge können zusätzlich zu Kristallen bei einer Sitzung unterstützend eingesetzt werden, um die Chakras auszugleichen.

Wenn eine Klangschale angeschlagen wird, ertönt ein harmonischer Klang. Klangschalen können – auch zusammen mit Kristallen – als Hilfsmittel bei der Meditation eingesetzt werden.

Um von ihren spezifischen energetischen Schwingungen zu profitieren, können Kristalle auf den Körper aufgelegt werden. Man kann sie auch eingefasst als Schmuckstück oder in einem Beutel am Körper tragen. Während Sie Intentionen setzen, meditieren oder Mantras und Affirmationen rezitieren, die auf einzelne Chakras gerichtet sind, können Sie Kristalle auf den Körper auflegen oder in der Hand halten.

KRISTALLE AUSWÄHLEN

Sie können Kristalle verwenden, die die gleiche Farbe haben wie das Chakra, das Sie ausgleichen möchten. Es gibt allerdings auch Kristalle mit spezifischen Eigenschaften, die auf bestimmte Chakras wirken, obwohl ihre Farbe nicht mit der Farbe übereinstimmt, die dem Chakra zugeordnet ist. Die Wirksamkeit der Kristalle ist stark von Ihren Kenntnissen und Ihrer Intention abhängig.

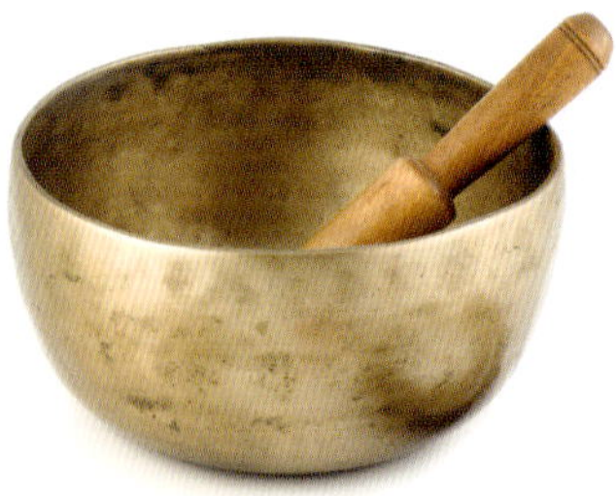

FARBEN UND KLÄNGE

Im Internet gibt es eine Vielzahl von Video- und Musikclips zum Ausgleich der Chakras. Die Klänge und Farben können den einzelnen Chakras zugeordnet werden und stimulieren gleichzeitig durch Frequenzen und Vibrationen mehrere Sinne. Das hilft dabei, die eigene Intention auf den Ausgleich einzelner Chakras auszurichten.

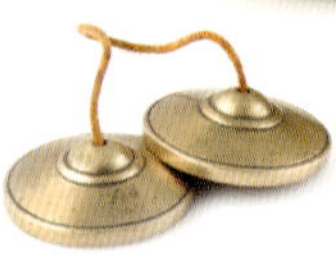

Chakra	Kristall	Farbe	Ton
Wurzelchakra	Granat	Rot	C
Sakralchakra	Karneol	Orange	D
Nabelchakra	Citrin	Gelb	E
Herzchakra	Rosenquarz	Grün	F
Halschakra	Aquamarin	Hellblau	G
Stirnchakra	Amethyst	Indigoblau	A
Kronenchakra	Bergkristall	Violett	B

ANMERKUNG: Die oben genannten Kristalle werden häufig für Malas – das sind buddhistische Gebetsketten – verwendet. Malas aus einem bestimmten Kristall können bei Meditationen eingesetzt werden, die sich auf das ihnen entsprechende Chakra konzentrieren. Sie bestehen traditionell aus 108 Perlen, die zum Zählen der Wiederholungen eines Mantras oder einer Atemübung dienen. In der Chakra-Übersicht auf den folgenden Seiten sind noch weitere Kristalle für die einzelnen Chakras angegeben.

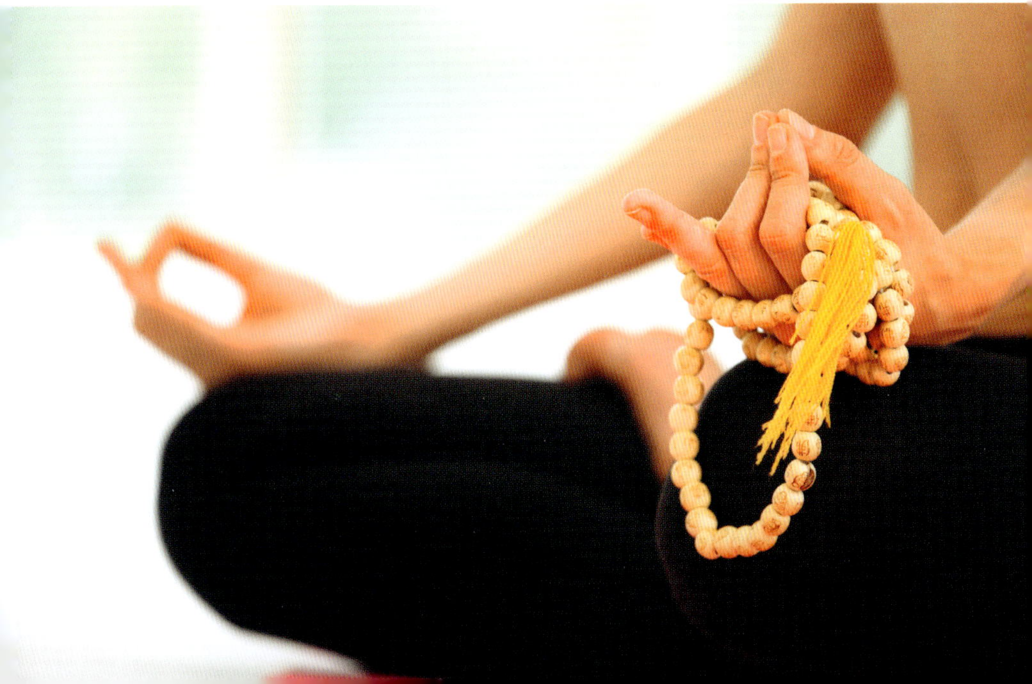

DIE CHAKRAS IN DER ÜBERSICHT

Das Wurzelchakra

Das Wurzelchakra (Muladhara) ist das erste von sieben Chakras und das erste der drei physischen Chakras. Es bildet das Fundament des Chakrasystems und steuert Gefühle der Geborgenheit und Sicherheit sowie den Überlebenstrieb.

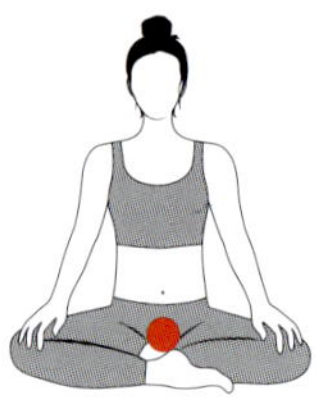

WURZELCHAKRA

Das Wurzelchakra hat seinen Sitz in der Nähe des Damms, am Ende der Wirbelsäule zwischen den Genitalien und dem Anus.

Das Wurzelchakra ist das Chakra, das sich als erstes im Mutterleib und während des ersten Lebensjahrs entwickelt. Es speist Ihren Willen, sich in der physischen Welt zu behaupten. Es fungiert auch als Energiequelle für Ihre Kampf-oder-Flucht-Reaktion. Wenn Sie gut geerdet sind, erkennen Sie, in welchen Situationen es besser ist, die Flucht zu ergreifen und wann Sie stattdessen gegenhalten sollten. Wenn das Chakra richtig entwickelt ist, fühlen Sie sich sicher, geborgen und mit sich selbst, Ihrer Familie und den Menschen in Ihrer Umgebung verbunden.

Das Wurzelchakra steht nach der Ayurveda-Lehre für Sicherheit und Verbundenheit und verbindet Sie über das erste der fünf Tattvas – das Element Erde – mit der physischen Welt. Diesem Chakra werden die Farbe Rot und das Symbol der vierblättrigen Lotusblüte zugeordnet.

GLEICHGEWICHT/UNGLEICHGEWICHT

Ein ausgeglichenes erstes Chakra vermittelt ein grundlegendes Gefühl der Furchtlosigkeit und Sicherheit, was das Fundament für innere Stabilität und einen starken Lebenswillen bildet.

Ein Ungleichgewicht im ersten Chakra kann dazu führen, dass Sie sich leicht benommen fühlen oder es Ihnen sogar schwindelig ist. Ein Ungleichgewicht kann situationsbedingt sein oder mit einem Trauma (z.B. Vernachlässigung, Missbrauch im Kindesalter oder eine schwierige Geburt) zusammenhängen. Chronische Krankheiten, die den Körper von der Hüfte abwärts befallen, können schlimmstenfalls die Folge sein. Da Ihnen die Erdung in der physischen Welt fehlt, kann es sein, dass Sie sich bedroht und unsicher fühlen.

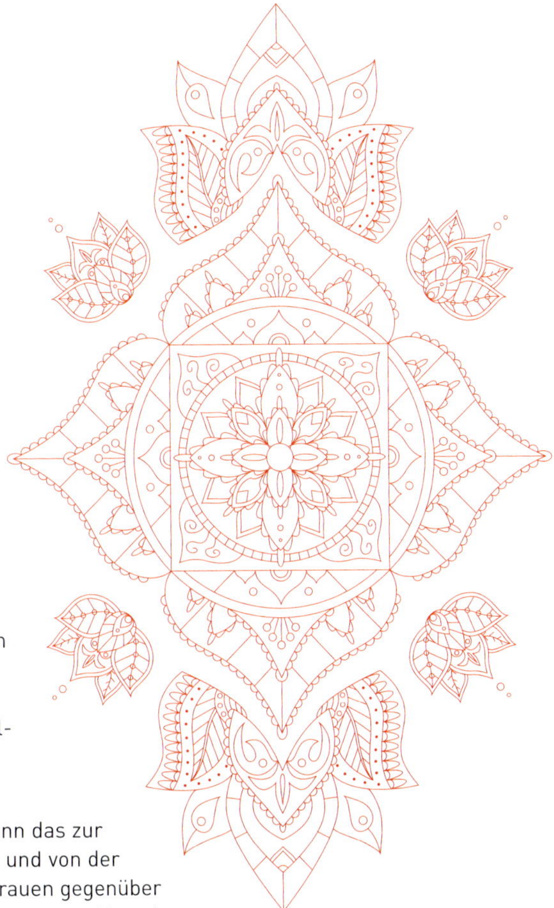

Ist das Wurzelchakra überaktiv, kann das Angst und Paranoia auslösen. Sie machen sich möglicherweise unnötige Sorgen und sind von Katastrophendenken wie der Angst davor, Ihren Job, Ihr Zuhause oder Ihre Beziehung zu verlieren, geplagt. Die Welt um Sie herum wirkt auf Sie häufig chaotisch und außer Kontrolle. Auf das anhaltende Gefühl, dass Ihnen etwas fehlt, reagieren Sie möglicherweise, indem Sie sich gierig, wütend, übermäßig wetteifernd oder herablassend verhalten und das Leben als ein Nullsummenspiel mit Gewinnern und Verlierern betrachten.

Ist das Wurzelchakra unteraktiv, kann das zur Folge haben, dass Sie sich machtlos und von der Welt abgeschnitten fühlen und Misstrauen gegenüber den Menschen in Ihrer Umgebung entwickeln. Sie sehen sich vielleicht als das Opfer in einer Welt, die unterteilt ist in „wir" und „die anderen".
Es kann auch sein, dass Sie ohne ersichtlichen Grund Angst vor der Dunkelheit oder vor dem Alleinsein haben. Sie sind möglicherweise misstrauisch, fühlen sich hoffnungslos und depressiv und haben ein geringes Selbstvertrauen. Infolgedessen haben Sie unter Umständen das Gefühl, sich in einer ausweglosen Situation zu befinden, die Ihnen von außen aufgezwungen wurde und in der Sie sich professionelle Hilfe suchen sollten.

Das Wurzelchakra und der physische Körper

BEZUG ZUM KÖRPER

- Steißbein
- männliche Geschlechtsorgane
- Beine
- Füße

BEZUG ZUM HORMONELLEN SYSTEM

Nebennieren: Sie regulieren den Stoffwechsel und das Immunsystem.

Die wichtigsten mit dem Wurzelchakra verbundenen Organsysteme sind:

- **Bewegungsapparat:** Steißbeinmuskeln und Muskeln des Perineums, Knochen des Steißbeins und Kreuzbeins
- **Nervensystem:** Plexus coccygeus, Rückenmark, peripheres Nervensystem, vegetatives Nervensystem
- **Hormonsystem:** Nebennieren, Keimdrüsen
- **Verdauungssystem:** Rektum, Anus
- **Fortpflanzungssystem:** Geschlechtsorgane
- **Immunsystem:** Nebennieren

Das Wurzelchakra ist das unterste Chakra und sitzt an der Basis des Körpers. Es bildet das Fundament des Chakrasystems. Es ist das dichteste Chakra und versorgt die physische Infrastruktur des Körpers (Bewegungsapparat) mit Energie, es bildet außerdem den Erdungspunkt des elektrischen Körpersystems (Nervensystem). Auch die chemische Infrastruktur (Hormonsystem) des Körpers steht in Verbindung mit dem Wurzelchakra.

Die Biomechanik des Körpers ist abhängig von der richtigen Ausrichtung des Stütz- und Bewegungsapparats. Auf dem Becken lastet das Gewicht des gesamten Oberkörpers, und es bildet den Angelpunkt für die Oberschenkelknochen der Beine, die den Körper beim Laufen tragen. Ein gerades Becken hält die Hüfte, Knie, Knöchel, Füße und Zehen in der richtigen Position, sodass die Biomechanik des Körpers ungestört bleibt. Wenn eines dieser Gelenke eine Fehlstellung aufweist, dann überträgt sich diese Fehlstellung auf all die anderen Gelenke, auf die Wirbelsäule sowie auf den Kopf und die Schultern.

Das Wurzelchakra im Gleichgewicht zu halten, fördert die körperliche Gesundheit im Bereich des Beckengürtels, der Beine und der Füße und sorgt dafür, dass wir mobil bleiben. Ein energiegeladenes und vitales Wurzelchakra hält die Ausscheidungsorgane, die Geschlechtsorgane und alle zugehörigen Organsysteme gesund.

DIE NEBENNIEREN UND DAS WURZELCHAKRA

Ein ausgeglichenes Wurzelchakra unterstützt die Nebennieren beim Steuern des Stoffwechsels und des Immunsystems. Gesunde Nebennieren sind elementar für die Kampf-oder-Flucht-Reaktion des menschlichen Körpers. Die Regulierung der von den Nebennieren produzierten Hormone sorgt dafür, dass die komplexe Abfolge von Prozessen, die den Körper auf eine ernste Auseinandersetzung oder die Flucht aus einer Gefahrensituation vorbereiten, ungestört ablaufen kann. Wenn wir dafür sorgen, dass dieser Teil unseres Körpers gut arbeitet, bleiben wir bis ins hohe Alter unabhängig und selbstständig.

Das Wurzelchakra
Ayurveda und Kundalini

HOCKE MIT AUSGESTRECKTEN ARMEN

Schritt 1

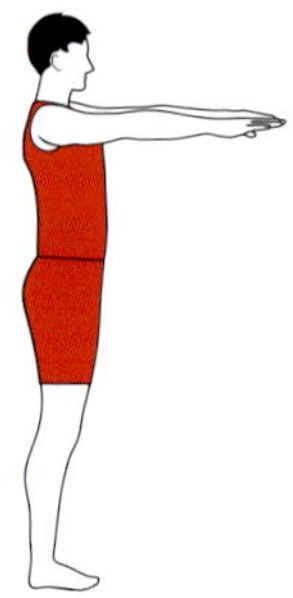

Schritt 2

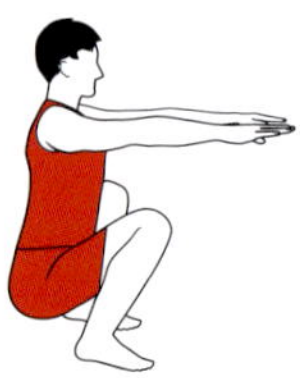

Das Wurzelchakra ist das erste der physischen Energiezentren, die das untere Dreieck des Kundalini-Energieflusses bilden. Es stellt die Verbindung zwischen unseren körperlichen Bedürfnissen des Lebens und Überlebens und der physischen Welt her. Dieses Chakra ist nach der Ayurveda-Lehre mit dem ersten Tattva – dem Element der Erde – verbunden und liegt dort, wo sich die Nadis – die Energiekanäle – an der Basis des Chakrasystems kreuzen. Die Stärkung der physischen Strukturen rund um das Wurzelchakra bildet das Fundament für ein starkes Sakral- und Nabelchakra (zweites und drittes physisches Chakra).

Die folgenden Kundalini-Yogaübungen kräftigen das Wurzelchakra. Mit der Mudra – der entsprechenden Handstellung – zu meditieren hilft Ihnen, sich zu erden, Ihre Mitte zu finden und das Wurzelchakra ins Gleichgewicht zu bringen.

HOCKE MIT AUSGESTRECKTEN ARMEN

Wiederholen Sie die gesamte Bewegungsabfolge dreimal, machen Sie dazwischen Pausen, und atmen Sie langsam und tief für 30 Sekunden.

1 Stellen Sie sich aufrecht hin, die Füße stehen schulterbreit auseinander. Strecken Sie Ihre Arme auf Schulterhöhe nach vorne aus, die Handflächen zeigen nach unten.

2 Gehen Sie so tief in die Hocke, wie Sie können, halten Sie dabei den Rücken gerade und die Füße flach auf dem Boden.

3 Atmen Sie langsam und tief 5 Sekunden lang durch die Nase ein und dann 5 Sekunden lang durch die Nase aus.

4 Wiederholen Sie die Ein-/Ausatmung fünfmal, und kommen Sie dann langsam zurück in den Stand.

KINDHALTUNG

Wiederholen Sie die gesamte Bewegungsabfolge zehnmal. Lassen Sie sich nach jeder Ein- und Ausatmung langsam und sanft in die Matte sinken.

1 Knien Sie sich auf die Matte, die Knie sind hüftbreit geöffnet und die Fußrücken liegen flach auf der Matte, sodass sich die großen Zehen fast berühren.

2 Setzen Sie sich auf Ihre Fersen. Beugen Sie sich vor, und legen Sie Ihre Stirn auf der Matte ab. Legen Sie Ihre Arme mit den Handflächen nach oben neben den Körper auf den Boden.

3 Atmen Sie langsam und tief 5 Sekunden lang durch die Nase ein und dann 5 Sekunden lang durch die Nase aus.

4 Spüren Sie die Dehnung entlang Ihrer Wirbelsäule und zwischen den Sitzbeinhöckern, während Sie den Bereich zwischen Genitalien und Anus vollständig entspannen.

KINDHALTUNG

Schritt 2

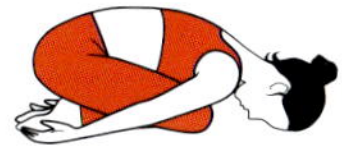

CHIN-MUDRA

Verweilen Sie in der Mudra, und führen Sie die Meditation für mindestens 2–3 Minuten und höchstens für 10 Minuten fort.

1 Setzen Sie sich mit geradem Rücken in den Schneidersitz, und legen Sie die Handrücken auf Ihre Knie. Legen Sie die Kuppen von Daumen und Zeigefingern aneinander. Richten Sie Ihre Aufmerksamkeit auf den Bereich zwischen Genitalien und Anus.

2 Während Sie die Mudra halten, konzentrieren Sie sich auf Ihren Atem und spannen Ihren Beckenboden wiederholt an. Atmen Sie 5 Sekunden lang aus, und spannen Sie dabei die Muskeln zwischen Genitalien und Anus an. Atmen Sie danach 5 Sekunden lang ein, und entspannen Sie die Muskeln wieder.

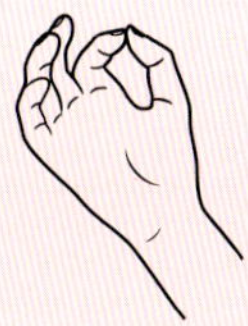

CHIN-MUDRA

Sie können auch das Mantra oder die Affirmation für das Wurzelchakra (siehe S. 34) wiederholen, während Sie die Mudra halten.

Das Wurzelchakra
Meditationen und Mantras

ASTROLOGIE

♑

STEINBOCK

Ein ausgeglichenes Wurzelchakra stärkt das Selbstbewusstsein, das Verantwortungsbewusstsein und die Disziplin, die typisch für den Steinbock sind.

♒

WASSERMANN

Ein ausgeglichenes Wurzelchakra stärkt das freundliche und soziale Wesen des Wassermanns.

Meditationen und Mantras, die auf das Wurzelchakra ausgerichtet sind, können beruhigend wirken. Ihre Verbindung zur Erde ins Zentrum Ihrer Aufmerksamkeit zu rücken, hilft Ihnen dabei, Ihre Gedanken zu ordnen und die Nerven zu beruhigen. Wenn Sie sich sicher und geborgen fühlen, bildet das eine solide Grundlage, um auch die restlichen Chakras stärken zu können.

Als Meditationsübung können Sie Affirmationen laut aufsagen und sich dabei auf Ihre Atmung konzentrieren oder für ein paar Minuten in Gedanken ein Mantra wiederholen, während Sie still in Ihrer Meditation verweilen.

Vertiefen und verlangsamen Sie Ihre Atmung, und stellen Sie sich vor, wie ausgleichende Energie um das untere Ende Ihrer Wirbelsäule kreist. Visualisieren Sie vor Ihrem inneren Auge einen roten Wirbel im Bereich zwischen Genitalien und Anus. Hier liegt Ihre Verbindung zur physischen Welt. Hier ruhen Vertrauen und Sicherheit. Lassen Sie zu, dass diese Energie Sie erdet und Ihrer Mitte näher bringt und in Ihnen ein Gefühl des Friedens und der Erfüllung aufsteigen lässt.

MANTRA: LAM

Lam ist ein reinigendes Mantra. Das Rezitieren des Lam-Mantras bei der Meditation ist förderlich, um das Wurzelchakra zu reinigen und Blockaden des Chakras zu lösen, die den Energiefluss zu den höheren Chakras stören. Es erweckt außerdem ein Gefühl der Verbundenheit und Wertschätzung für sich selbst.

AFFIRMATION

*„Mein Wurzelchakra ist das erste meiner Energiezentren und bildet meine energetische Verbindung zur Erde.
Es ist meine Verbindung zur physischen Welt.
Mein Vertrauen und meine Sicherheit ruhen hier."*

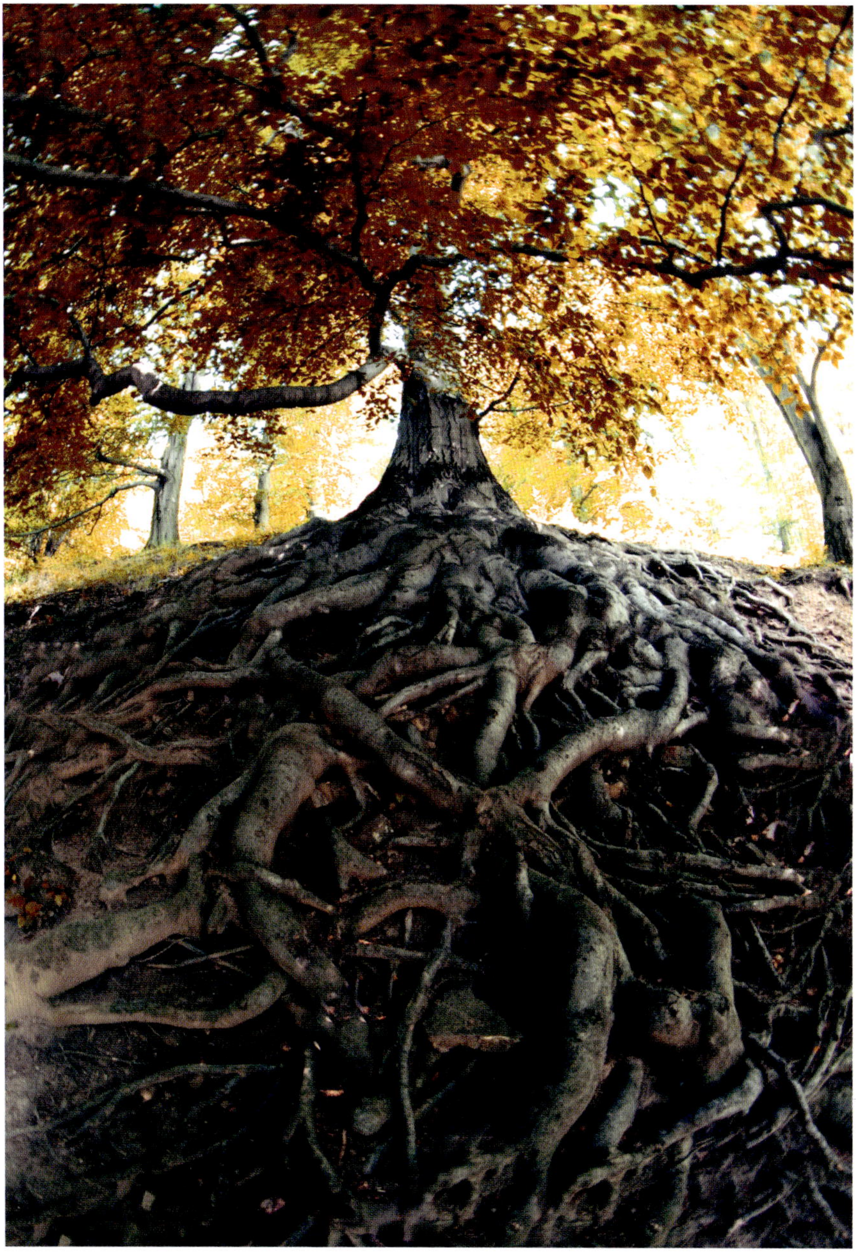

Das Wurzelchakra
Ernährung

TINKTUREN

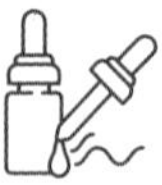

Eine Tinktur aus Löwenzahnwurzel stärkt das Wurzelchakra und kann in unruhigen Zeiten dabei helfen, ruhig und geerdet zu bleiben.

Mit erdender Kost lässt sich die Erdverbundenheit des Wurzelchakras stärken. Der Schwerpunkt liegt hierbei auf roten Lebensmitteln, Wurzelgemüse und Lebensmitteln mit einem hohen Gehalt an überlebenswichtigen Proteinen und Mineralien. Der Verzehr von Lebensmitteln, die das Wurzelchakra stärken, hat eine erdende und ausgleichende Wirkung. So können Nährstoffe vollständig aufgenommen und Abfall- und Giftstoffe erfolgreich ausgeschieden werden.

Es empfiehlt sich, die folgenden Lebensmittel in Ihre Ernährung zu integrieren, um das Wurzelchakra zu stärken und zu aktivieren:

Gemüse: Karotten, Kartoffeln, Pastinaken, Radieschen, Rote Bete, Zwiebeln, Speiserüben, Süßkartoffeln

Proteine: Eier, rotes Fleisch, Bohnen, Linsen, Tofu, Quinoa, Soja, Mandelmus, Erdnuss-/Cashewbutter

Getreide: Buchweizen, Bulgur, Hafer

Obst: rote Äpfel, Wassermelone, Granatäpfel, Beeren

Kräuter/Gewürze: Knoblauch, Ingwer, Schnittlauch, scharfer Paprika, Cayennepfeffer, Pfeffer, Chili

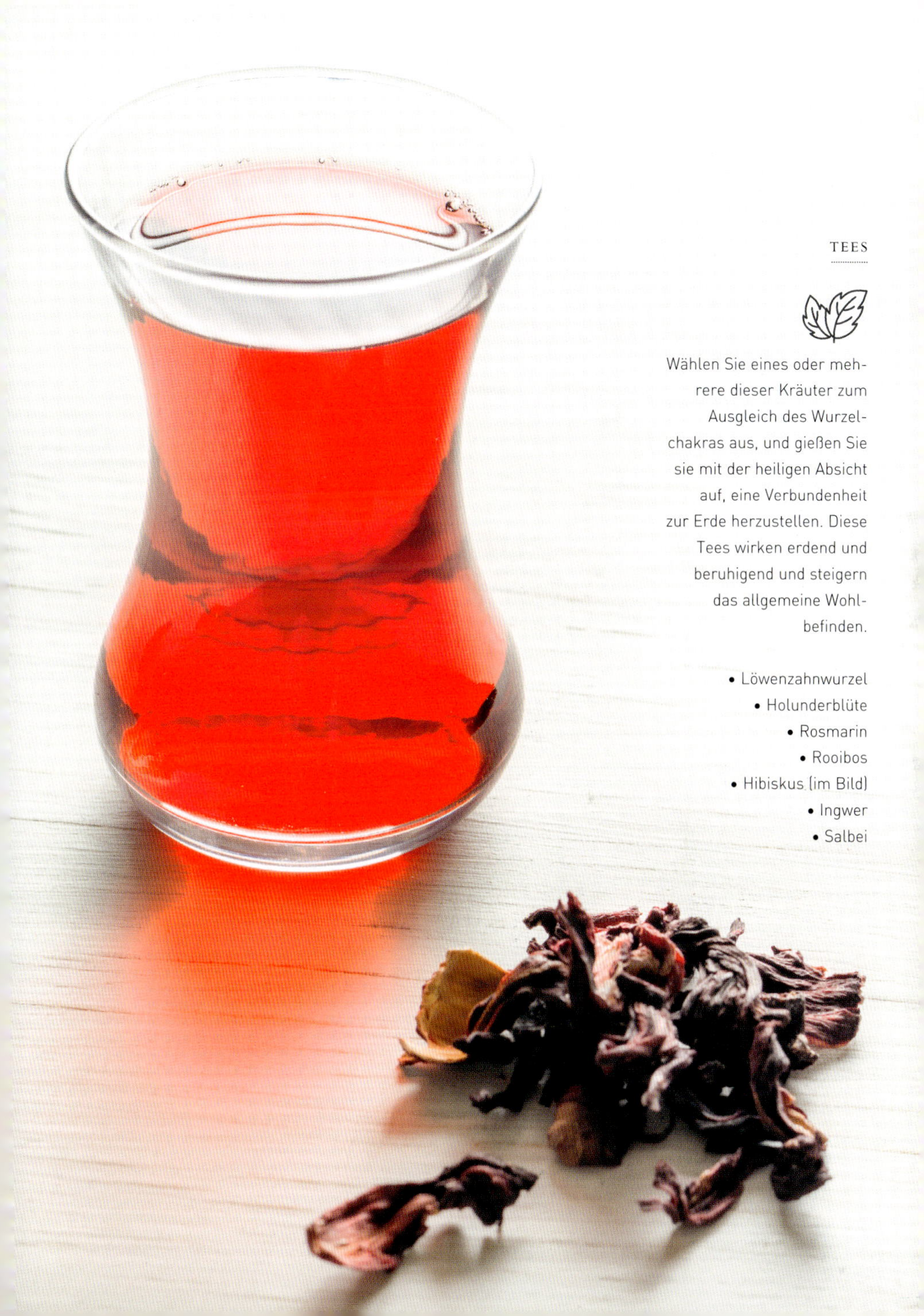

Wählen Sie eines oder mehrere dieser Kräuter zum Ausgleich des Wurzelchakras aus, und gießen Sie sie mit der heiligen Absicht auf, eine Verbundenheit zur Erde herzustellen. Diese Tees wirken erdend und beruhigend und steigern das allgemeine Wohlbefinden.

- Löwenzahnwurzel
- Holunderblüte
- Rosmarin
- Rooibos
- Hibiskus (im Bild)
- Ingwer
- Salbei

Das Wurzelchakra
Reiki

Schritt 1

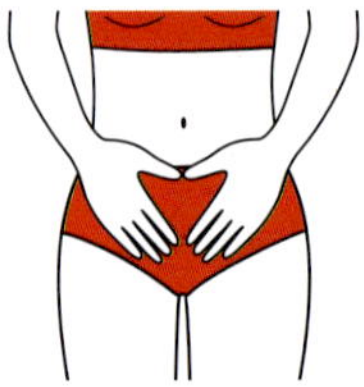

Schritt 2

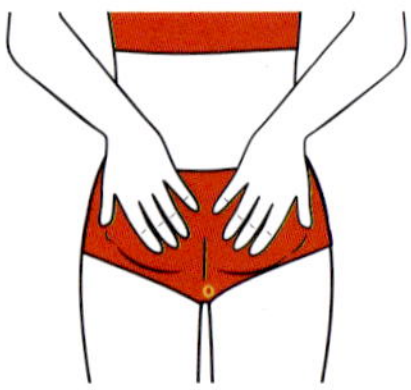

Reiki-Energie kann dazu beitragen, das Wurzelchakra ins Gleichgewicht zu bringen. Schon der einfache Akt, dieses verletzliche Chakra anzuerkennen und ruhige und friedliche Energie dorthin zu senden, wird dafür sorgen, dass Sie sich sicherer und wohler fühlen.

Folgen Sie der Meditation für das Wurzelchakra (siehe S. 34), und visualisieren Sie den Fluss der universellen Lebensenergie, während Sie die folgenden Handpositionen einnehmen. Setzen Sie sich dazu aufrecht auf einen Stuhl, und stellen Sie die Füße flach auf den Boden.

1 Schließen Sie die Augen, und beugen Sie leicht Ihre Finger. Legen Sie die Hände auf Ihren Unterbauch, die Handflächen sind zum Körper gerichtet, und die Fingerspitzen zeigen nach unten und innen. Drücken Sie sanft mit der Handunterkante gegen Ihre Hüften.

2 Schließen Sie die Augen, und beugen Sie leicht Ihre Finger. Legen Sie Ihre Hände, mit den Handflächen zum Körper und den Fingerspitzen nach unten und innen gerichtet, mittig auf den oberen Teil des Gesäßes. Drücken Sie sanft mit den kleinen Fingern gegen das Kreuzbein.

Halten Sie beide Handpositionen für 2–3 Minuten, und verweilen Sie danach noch einmal für 2–3 Minuten in der Meditation. Lassen Sie Ihren Atem tiefer und langsamer werden, während Sie sich vorstellen, wie die universelle Lebensenergie ausgehend von Ihren Handflächen in Ihren Unterbauch fließt.

Visualisieren Sie einen roten Wirbel im Bereich zwischen Genitalien und Anus. Hier liegt Ihre Verbindung zur physischen Welt. Hier ruhen Vertrauen und Sicherheit. Lassen Sie zu, dass diese Energie Sie erdet, Ihrer Mitte näher bringt und in Ihnen ein Gefühl des Friedens und der Erfüllung erweckt.

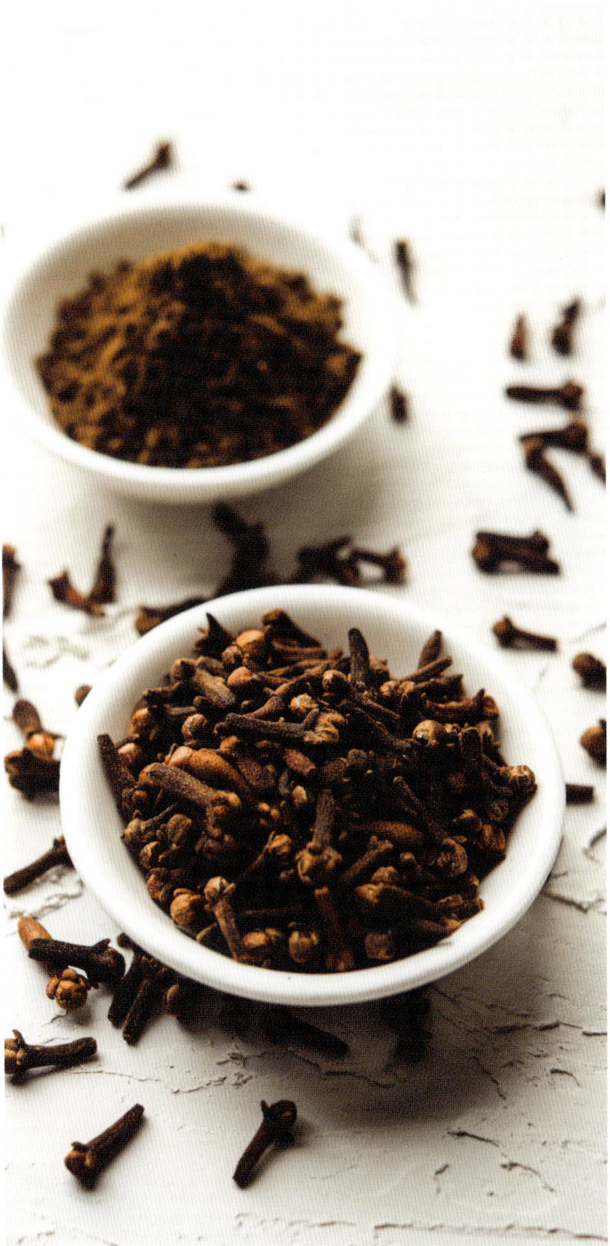

ÄTHERISCHE ÖLE

Der Geruch dieser ätherischen Öle erinnert an Gras und Erde und wirkt erdend auf das Wurzelchakra. Verdünnen Sie insgesamt 1–2 Tropfen von einem oder von mehreren der aufgeführten ätherischen Öle mit 5–6 Tropfen Kokosöl. Tragen Sie das Öl auf Ihre Fußsohlen, den Nacken oder äußerlich auf der Höhe des Wurzelchakras auf.

- Vetiver
- Majoran
- Myrrhe
- Nelke (im Bild)

Das Wurzelchakra
Kristalle

FARBTHERAPIE

ROT

Die Frequenz der Farbe Rot korrespondiert mit der Frequenz des Wurzelchakras. Mit roten Gegenständen oder rotem Licht lässt sich daher Einfluss auf das Wurzelchakra nehmen. Rot signalisiert eine Warnung oder weist auf eine Gefahr für die eigene Sicherheit hin.

Die Schwingungsfrequenz und Resonanz von Wurzelchakra-Kristallen stärken Ihre Verbindung zur Erde und versorgen das Wurzelchakra mit der nötigen Stabilität. Zudem stärken sie die Verbindung des Wurzelchakras, dem Fundament des gesamten Chakrasystems, mit den anderen sechs Chakras. Sowohl die energetische Resonanz des Tons C als auch die der Farbe Rot verstärken die Frequenzen der Wurzelchakra-Kristalle.

Die energetischen Schwingungen der folgenden Kristalle wirken auf das Wurzelchakra:

- Granat
- Rubin
- roter Jaspis
- Feuerachat
- Shungit
- Tigerauge
- Hämatit
- schwarzer Turmalin
- Obsidian
- Onyx

Um das Wurzelchakra auszugleichen, wählen Sie einen oder mehrere der aufgelisteten Kristalle. Nehmen Sie die Kristalle in die linke Hand. Folgen Sie der Meditationsübung für das Wurzelchakra (siehe S. 34) für 3–5 Minuten, um die heilende Energie des Kristalls auf das Energiezentrum des Wurzelchakras zu übertragen. Visualisieren Sie die Farbe Rot, und lassen Sie nebenbei Musik (Audio- oder Videoaufnahmen) laufen, die den Ausgleich des Wurzelchakras fördert, während Sie meditieren.

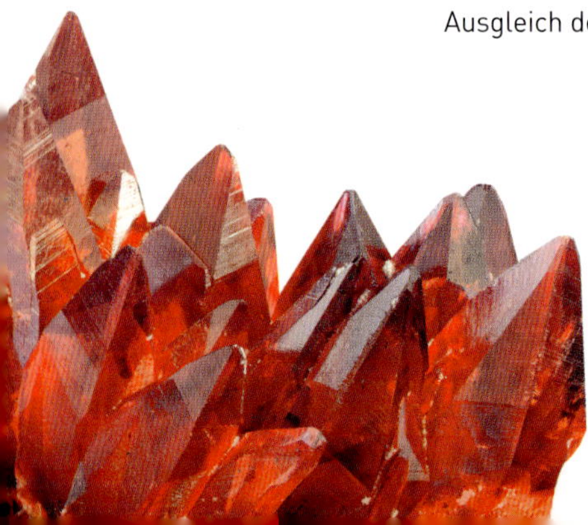

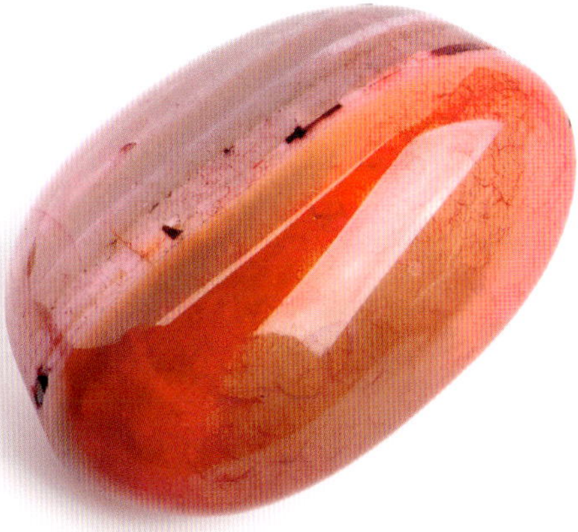

KLANGTHERAPIE

TON C

Klangschalen aus Kristall oder Metall sowie Stimmgabeln und Gongs, die ein C erzeugen, können in Kombination mit Kristallen eingesetzt werden, um das Wurzelchakra auszugleichen. Der Ton C erweckt ein Gefühl der Sicherheit und Verbundenheit mit der Erde.

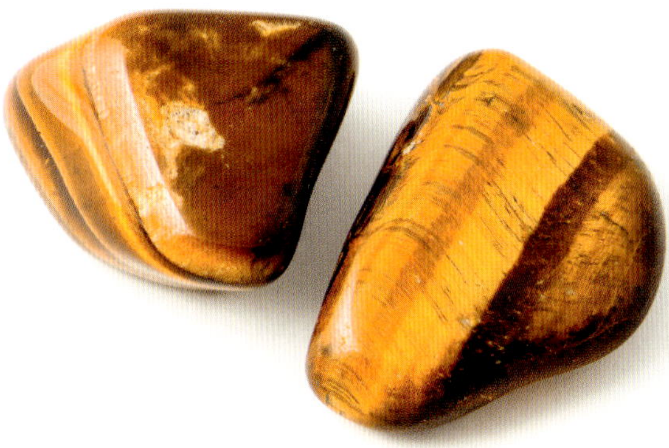

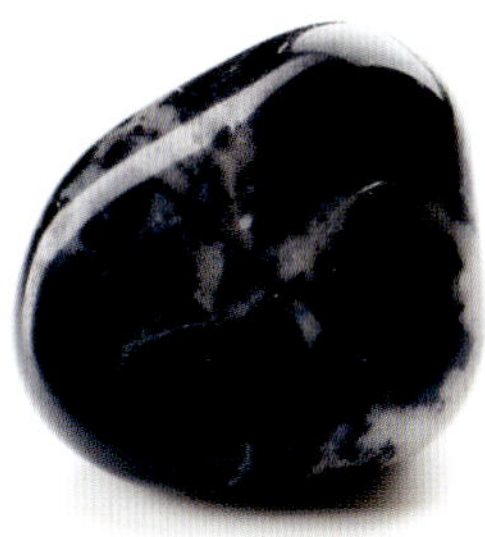

Empfohlene Kristalle: Roter Jaspis, Tigerauge und schwarzer Onyx (in der Abbildung von oben nach unten) sind Kristalle, die zum Heilen und Lösen von Blockaden des Wurzelchakras eingesetzt werden können. Um herauszufinden, welche Kristalle bei Ihnen die beste Wirkung erzielen, probieren Sie verschiedene aus und vertrauen Sie auf Ihre Intuition.

Das Sakralchakra

Das Sakralchakra (Svadhisthana) ist das zweite von sieben Chakras und das zweite der drei physischen Chakras. Es ist der Quell der Kreativität im Chakrasystem. Es steuert Emotionen im Bereich der Lust, der körperlichen Liebe und der Sexualität.

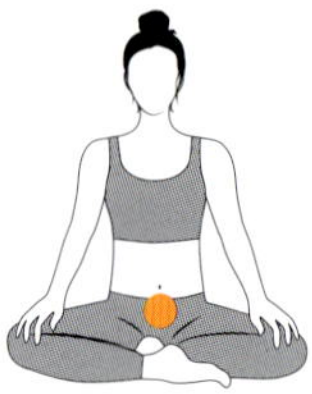

SAKRALCHAKRA

Das Sakralchakra befindet sich unterhalb des Bauchnabels, in der Mitte des Unterbauchs und vor dem Kreuzbein.

Im Sakralchakra fließt die schöpferische Energie, die nötig ist, um gesunde körperliche Beziehungen durch physische Berührung aufzubauen und aufrechtzuerhalten. Dieses Energiezentrum befeuert Ihren Drang, Neues zu erschaffen, und Ihre Fähigkeit, sich an Veränderungen in Ihrer Umwelt anzupassen. Wenn das Chakra richtig entwickelt ist, können Sie das Leben nehmen, wie es kommt, und materieller Reichtum sowie Lust- und Glücksgefühle fließen Ihnen natürlich zu.

Das Sakralchakra steht nach der Ayurveda-Lehre für die unbeständige, fließende Natur des Lebens und verbindet Sie über das zweite der fünf Tattvas – das Element Wasser – mit der physischen Welt. Diesem Chakra werden die Farbe Orange und das Symbol des sechsblättrigen Lotus zugeordnet.

GLEICHGEWICHT / UNGLEICHGEWICHT

Mit einem ausgeglichenen zweiten Chakra fühlen Sie sich kreativ und können Ihre Sexualität ungezwungen ausleben.

Ein Ungleichgewicht im zweiten Chakra kann dazu führen, dass Sie Schuld oder Scham empfinden, insbesondere in Bezug auf Ihre Sexualität. Sexueller Missbrauch oder ein sexuelles Trauma könnten bei Ihnen unterdrückte Wut hinterlassen haben, die zu einer emotionalen Blockade geführt hat. Es kann sein, dass Ihre Beziehungen instabil und unausgeglichen sind und Sie nicht in der Lage sind, Wohlstand und Erfolg zuzulassen. Selbstsabotage und Selbstkritik halten Sie möglicherweise davon ab, im Leben voranzukommen, und Sie geben sich selbst die Schuld dafür.

Ist das Sakralchakra überaktiv,
kann das sexuelle Zwänge und Suchtprobleme zur Folge haben. In Beziehungen können Sie eifersüchtig und besitzergreifend sein, oder Sie hangeln sich von einer körperlichen Beziehung zur nächsten, ohne Wert auf eine emotionale Bindung zu legen. Vielleicht versuchen Sie auch, mit körperlicher Befriedigung Scham- und Frustgefühle zu überwinden.

Ist das Sakralchakra unteraktiv,
fühlen Sie sich möglicherweise in sexueller Hinsicht verschlossen und verklemmt. Impotenz oder Unfruchtbarkeit sowie Krankheiten, die den Beckenbereich betreffen, können die Folge sein. Depressionen und verinnerlichte Scham verhindern möglicherweise, dass Sie Ihre sexuellen Beziehungen genießen können. Möglicherweise fühlen Sie sich betäubt und unfähig, Glück und Freude zu empfinden, weil Sie in der Vergangenheit sexuellen Missbrauch oder eine andere Traumatisierung erfahren haben.

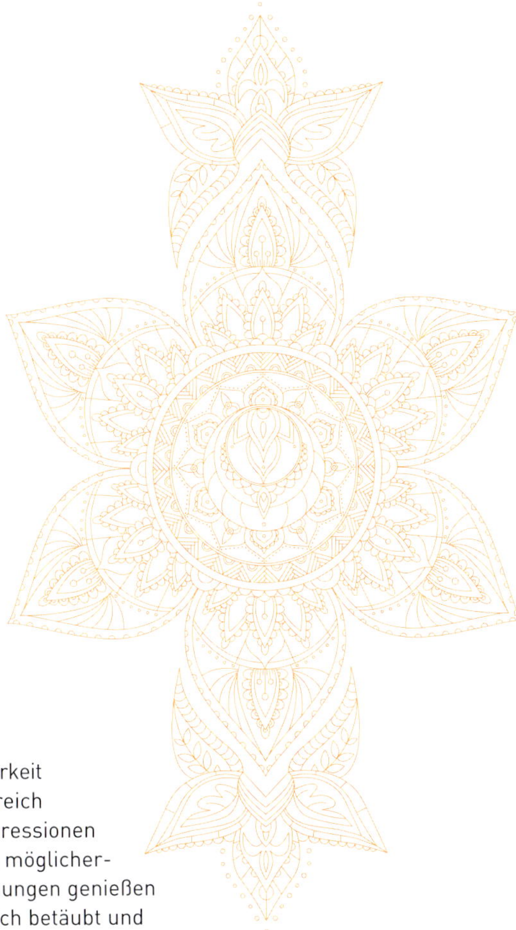

Das Sakralchakra
und der physische Körper

BEZUG ZUM KÖRPER

- Unterbauch
- Becken
- Dickdarm
- weibliche Geschlechtsorgane

BEZUG ZUM HORMONELLEN SYSTEM

Hoden/Eierstöcke: Sie regulieren die Geschlechtsentwicklung und bilden Sexualhormone.

Die wichtigsten mit dem Sakralchakra verbundenen Organsysteme sind:

- **Nervensystem:** Plexus lumbalis, Rückenmark, peripheres Nervensystem, vegetatives Nervensystem
- **Bewegungsapparat:** untere und schräge Bauchmuskeln, Hüftbeuger, Kreuzbein, untere Lendenwirbel
- **Hormonsystem:** Keimdrüsen
- **Verdauungssystem:** Sigmadarm, Rektum
- **Harnsystem:** Nieren, Harnleiter, Harnblase, Harnröhre
- **Fortpflanzungssystem:** Eierstock, Eileiter, Gebärmutter, Vagina, Hoden, Prostata, Penis

Das Sakralchakra befindet sich im Unterbauch und baut auf dem Fundament des Wurzelchakras auf. Es schwingt in einer höheren Frequenz als das Wurzelchakra und hält den Energiefluss in Bewegung, um Ausscheidung und Fortpflanzung aufrechtzuerhalten. Die Geschlechtsorgane, der Beckengürtel und die Ausscheidungsorgane werden vom Sakralchakra mit Energie versorgt.

Das Sakralchakra regt das Gewebe und die Organe des Beckenbereichs, einschließlich der männlichen und weiblichen Geschlechtsorgane, an. Die primären physischen Funktionen, die dem Sakralchakra zugeordnet sind, sind die Bewegung und die Sinnesempfindung. Ein ausgeglichenes Sakralchakra sorgt dafür, dass die Harnblase, der Sigmadarm und das Rektum richtig entleert werden. Gesunde Hoden und Eierstöcke sind notwendig für die Bildung von Spermien und Eizellen, die Aufrechterhaltung des Hormongleichgewichts sowie für die Ausprägung der sekundären Geschlechtsmerkmale. Ein funktionierendes Fortpflanzungssystem ist abhängig davon, dass die Spermien und Eizellen die komplexe Wanderung vom Ort ihrer Entstehung in den Hoden und Eierstöcken zum Ort der Befruchtung im Eileiter vollziehen.

Ein ausgeglichenes Sakralchakra erzeugt die nötige Bewegung, um den Prozess am Laufen zu halten, durch den neues Leben entsteht. Ein energiegeladenes und vitales Sakralchakra hält die Ausscheidungsorgane, die Geschlechtsorgane und die zugehörigen Organsysteme gesund.

DIE HODEN / DIE EIERSTÖCKE UND DAS SAKRALCHAKRA

Ein ausgeglichenes Sakralchakra unterstützt die Keimdrüsen bei der Regulierung der Hauptsexualhormone Testosteron und Östrogen, die in den Hoden bzw. in den Eierstöcken produziert werden. Die Regulierung der von den Keimdrüsen ausgeschütteten Sexualhormone sorgt dafür, dass die komplexe Abfolge von Prozessen, die der Körper vor und während des Geschlechtsakts durchläuft, ungestört ablaufen kann. Gesunde und aktive Keimdrüsen sorgen für ein gesundes und erfülltes Sexleben bis ins hohe Alter.

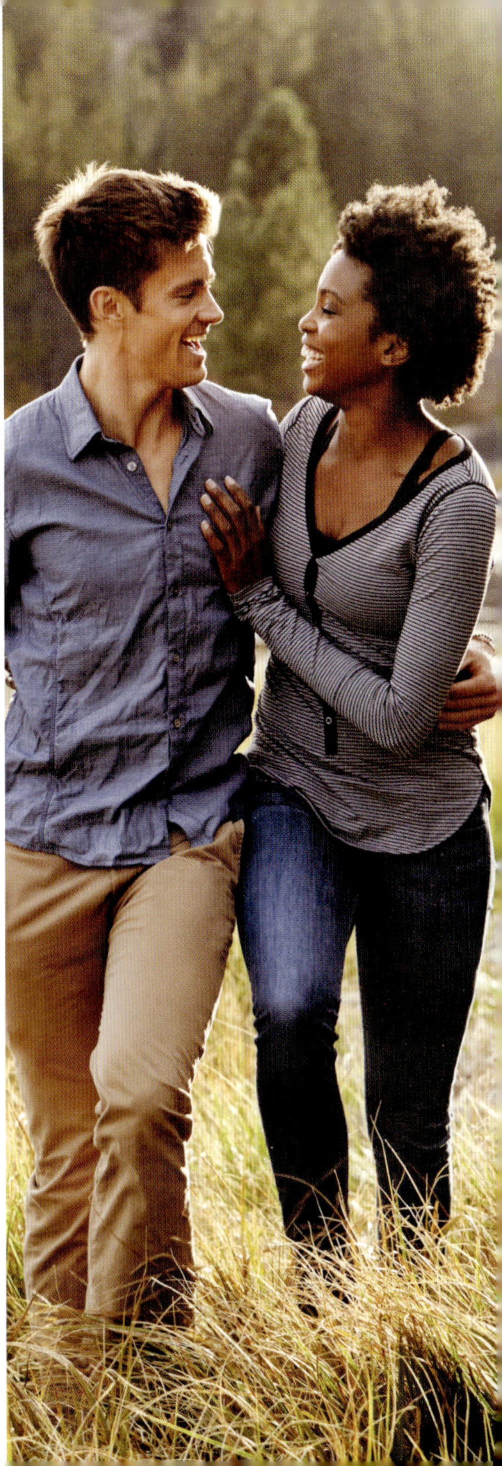

Das Sakralchakra
Ayurveda und Kundalini

VORBEUGE AUS DER HOCKE

Schritt 1

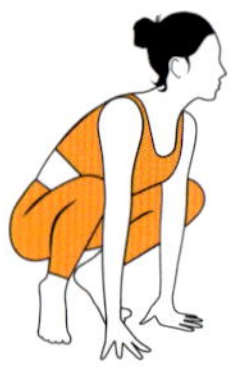

Schritt 2

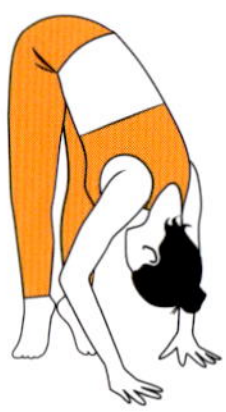

Das Sakralchakra bildet eine Brücke zwischen der Fortpflanzung des physischen Körpers und dem Überleben der Art. Dieses Chakra ist nach der Ayurveda-Lehre mit dem zweiten Tattva – dem Element Wasser – verbunden und liegt dort, wo sich die Nadis – die Energiekanäle – unterhalb des Bauchnabels kreuzen. Die Stärkung des Beckens und der Geschlechtsorgane rund um das Sakralchakra schafft einen Raum für Bewegung und Kreativität.

Die folgenden Kundalini-Yogaübungen kräftigen das Sakralchakra. Mit der Mudra zu meditieren, hilft dabei, die Energie zum Fließen zu bringen und das Sakralchakra auszugleichen.

VORBEUGE AUS DER HOCKE

Wiederholen Sie die gesamte Bewegungsabfolge zweimal, machen Sie dazwischen Pausen, und atmen Sie langsam und tief für 1 Minute.

1. Gehen Sie in die Hocke, und verlagern Sie Ihr Gewicht auf die Zehenspitzen, die Knie sind weit geöffnet. Heben Sie die Fersen vom Boden ab und bringen Sie sie zusammen. Richten Sie den Kopf auf, und setzen Sie Ihre Fingerspitzen zwischen den Knien auf dem Boden auf.
2. Atmen Sie langsam durch die Nase ein, während Sie Ihre Knie strecken und den Kopf vor sich nach unten bringen, die Fingerspitzen bleiben am Boden. Strecken Sie Ihre Beine so weit wie möglich durch, während Sie die Fersen weiterhin in der Luft und Ihren Kopf so nah wie möglich an den Knien halten.
3. Atmen Sie durch die Nase aus, gehen Sie dabei wieder in die Hocke, und heben Sie den Kopf an.
4. Wiederholen Sie den Bewegungsablauf siebenmal, und kommen Sie zurück in die Hocke.

SUFI-KREISE

Wiederholen Sie die gesamte Bewegungsabfolge zweimal. Machen Sie zwischen den Wiederholungen 1 Minute Pause, in der Sie sich aufrecht hinsetzen und langsam und tief atmen.

1 Setzen Sie sich mit geradem Rücken in den Schneidersitz, und umfassen Sie Ihre Knie mit den Händen.

2 Kreisen Sie im Uhrzeigersinn, indem Sie den Rücken nach vorne wölben und dann langsam nach rechts kreisen (A). Wölben Sie den Rücken nach hinten, und kreisen Sie langsam nach links (B). Schließen Sie den Kreis, indem Sie sich wieder nach vorne wölben.

3 Setzen Sie die kreisenden Bewegungen für 2–3 Minuten fort.

4 Wiederholen Sie die Bewegung in entgegengesetzter Richtung für 2–3 Minuten.

SUFI-KREISE

Schritt 2A

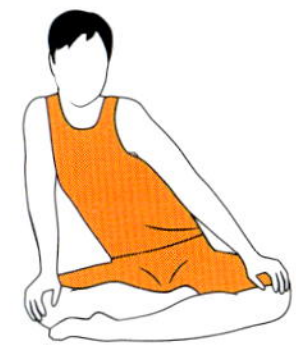

Schritt 2B

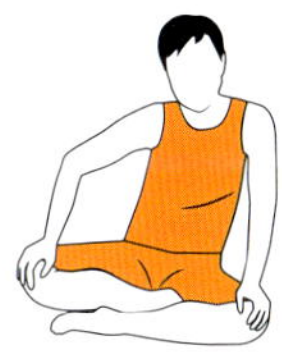

DHYANA-MUDRA

Verweilen Sie in der Mudra, und führen Sie die Meditation für mindestens 2–3 Minuten und höchstens für 10 Minuten fort.

1 Setzen Sie sich mit gekreuzten Beinen und aufrechter Wirbelsäule hin. Legen Sie Ihre linke Hand unter Ihre rechte, sodass beide Handflächen nach oben und die Fingerspitzen in entgegengesetzte Richtungen zeigen. Die linke Handfläche berührt die Rückseiten der Finger der rechten Hand, und die Daumenkuppen berühren sich sanft.

2 Halten Sie die Hände vor den Bauch, etwas unterhalb des Nabels, und konzentrieren Sie sich auf Ihren Atem. Atmen Sie 5 Sekunden lang langsam ein, halten Sie den Atem für 5 Sekunden an, und atmen Sie dann 5 Sekunden lang aus. Der Bauch bleibt entspannt. Lassen Sie Ihr Zwerchfell arbeiten. Wiederholen Sie dies zehnmal.

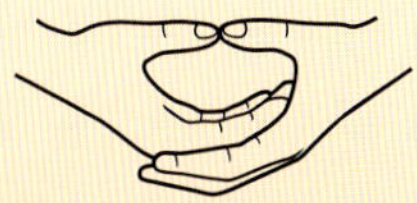

DHYANA-MUDRA

Sie können auch das Mantra oder die Affirmation für das Sakralchakra (siehe S. 48) wiederholen, während Sie die Mudra halten.

Das Sakralchakra
Meditationen und Mantras

Meditationen und Mantras, die auf das Sakralchakra ausgerichtet sind, haben eine angenehme und aufbauende Wirkung. Wenn Sie Ihre Aufmerksamkeit darauf fokussieren, Energiebewegungen und körperliche Nähe intensiver wahrzunehmen, wird das Ihr Wohlbefinden und Selbstvertrauen stärken. Wenn Sie den Fluss Ihrer kreativen Energie spüren und die Heiligkeit Ihrer Sexualität anerkennen, ermöglicht das, dass auch die Energie der anderen Chakras frei fließen kann.

Als Meditationsübung können Sie Affirmationen laut aufsagen und sich dabei auf Ihre Atmung konzentrieren oder für ein paar Minuten in Gedanken ein Mantra wiederholen, während Sie still in Ihrer Meditation verweilen.

Vertiefen und verlangsamen Sie Ihre Atmung, und stellen Sie sich vor, wie ausgleichende Energie in der Mitte Ihres Beckens kreist. Visualisieren Sie vor Ihrem inneren Auge einen orangefarbenen Wirbel, der sich direkt unterhalb Ihres Nabels befindet. Hier liegt der Ursprung Ihrer Kreativität und Inspiration. Ihr sexuelles Verlangen und Ihre Leidenschaft entspringen hier. Lassen Sie diese Energie frei fließen, und spüren Sie die Freude und Ehrfurcht vor Ihrem Geschenk der Schöpfung.

MANTRA: VAM

Vam ist ein heilendes Mantra. Das Rezitieren des Vam-Mantras fördert die physische, emotionale und spirituelle Heilung des Sakralchakras. Es sorgt außerdem für mehr Flexibilität, wodurch die Energie in Bewegung bleibt.

AFFIRMATION

„Mein Sakralchakra ist mein zweites Energiezentrum und stimuliert meine kindlichen Emotionen und meine Abenteuerlust. Hier liegt der Ursprung meiner Kreativität und Inspiration. Mein sexuelles Verlangen und meine Leidenschaft entspringen hier."

ASTROLOGIE

♐

SCHÜTZE

Ein ausgeglichenes Sakralchakra beflügelt den freigeistigen Schützen bei seiner Suche nach Abenteuern.

♊

FISCHE

Ein ausgeglichenes Sakralchakra begünstigt das entspannte Wesen der Fische, die sich gern durchs Leben treiben lassen.

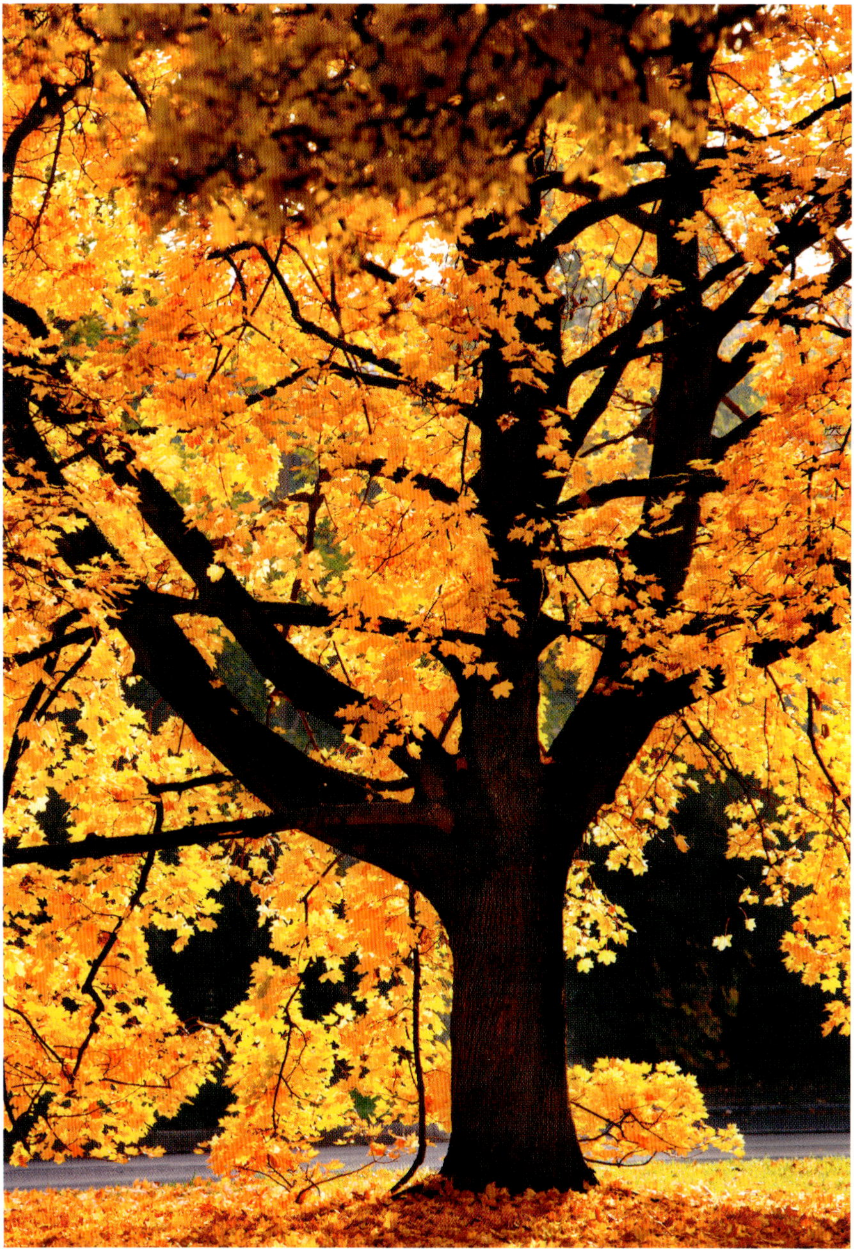

Das Sakralchakra
Ernährung

TINKTUREN

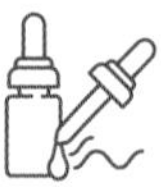

Eine Ringelblumentinktur stärkt das Sakralchakra und kann Ihre Kreativität beflügeln und Ihnen Unbeschwertheit bescheren.

Das Sakralchakra wird gestärkt durch Lebensmittel, die Sinnlichkeit, Bewegung, Balance und Genuss fördern. Im Mittelpunkt stehen orangefarbene Lebensmittel, Obst, Nüsse, Fisch und Huhn. All diese Lebensmittel regen die Kreativität an. Lebensmittel, die das Sakralchakra stärken, bringen die Emotionen in Fluss und regen das Bedürfnis an, kreativ zu sein und Spaß zu haben.

Es empfiehlt sich, die folgenden Lebensmittel in Ihre Ernährung zu integrieren, um das Sakralchakra zu stärken und zu aktivieren:

Proteine: Fisch, Huhn

Obst: Melone, Mango, Erdbeeren, Maracuja, Orange, Kokosnuss

Kräuter / Gewürze: Zimt, Vanille, Carobpulver, süßer Paprika, Ingwer

Nüsse / Samen: Mandeln, Walnüsse, Cashewkerne, Sesam, Kümmel

Süßes: Honig

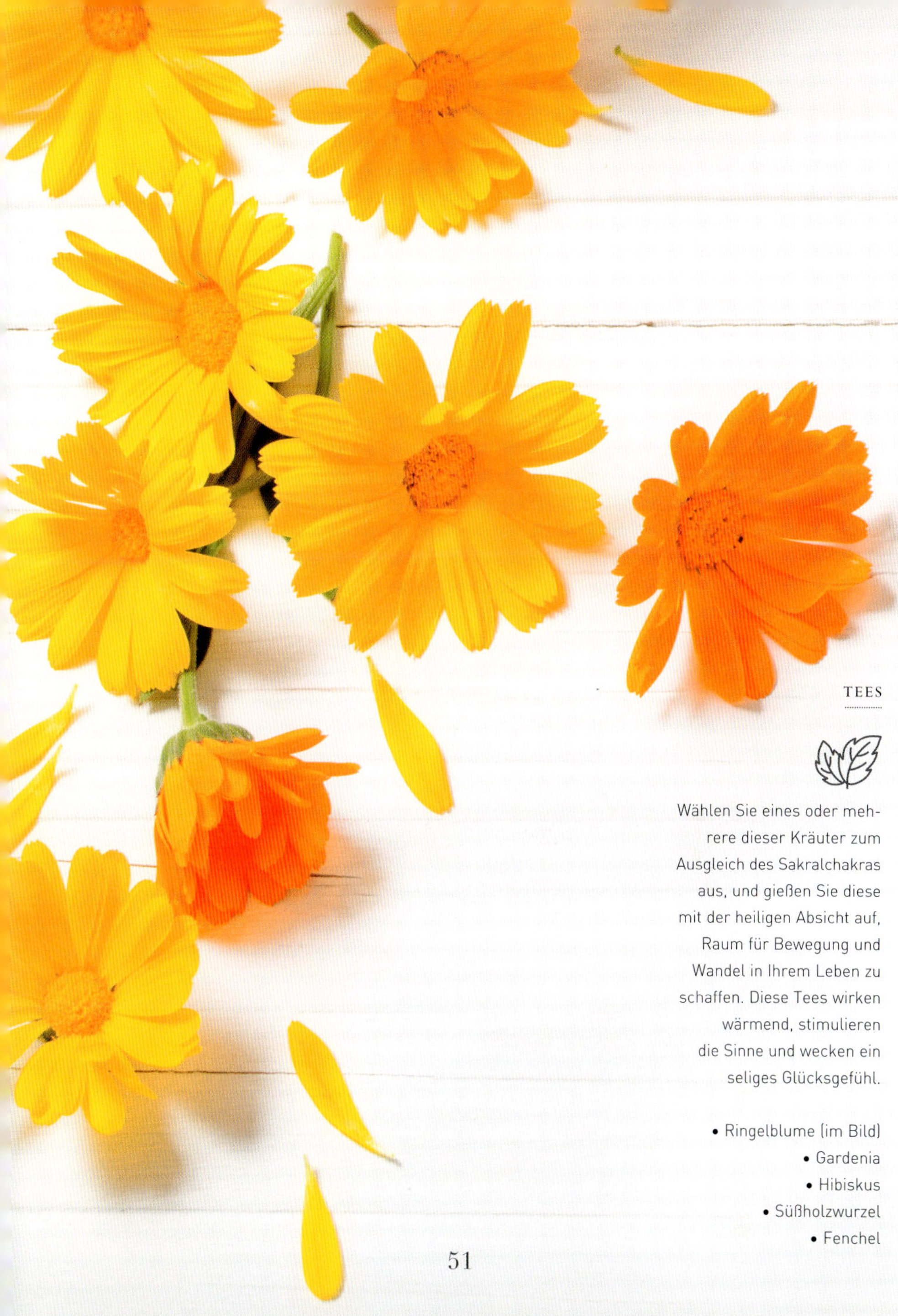

TEES

Wählen Sie eines oder mehrere dieser Kräuter zum Ausgleich des Sakralchakras aus, und gießen Sie diese mit der heiligen Absicht auf, Raum für Bewegung und Wandel in Ihrem Leben zu schaffen. Diese Tees wirken wärmend, stimulieren die Sinne und wecken ein seliges Glücksgefühl.

- Ringelblume (im Bild)
- Gardenia
- Hibiskus
- Süßholzwurzel
- Fenchel

Das Sakralchakra
Reiki

Reiki-Energie kann dazu beitragen, das Sakralchakra ins Gleichgewicht zu bringen. Wenn Sie Ihre Intention und Energie auf dieses sinnliche und stets im Fluss befindliche Chakra richten, wird dies ein Gefühl süßen Vergnügens auslösen.

Folgen Sie der Meditation für das Sakralchakra (siehe S. 48), und visualisieren Sie den Fluss der universellen Lebensenergie, während Sie die beschriebenen Handpositionen einnehmen. Setzen Sie sich dazu aufrecht auf einen Stuhl, und stellen Sie die Füße flach auf den Boden.

Schritt 1

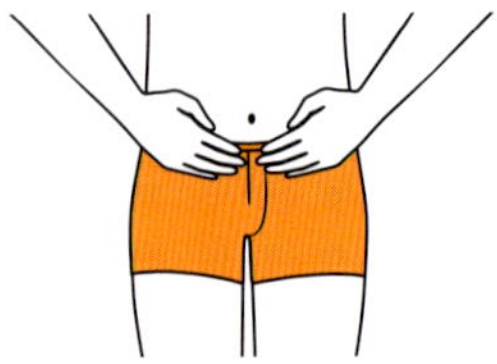

Schritt 2

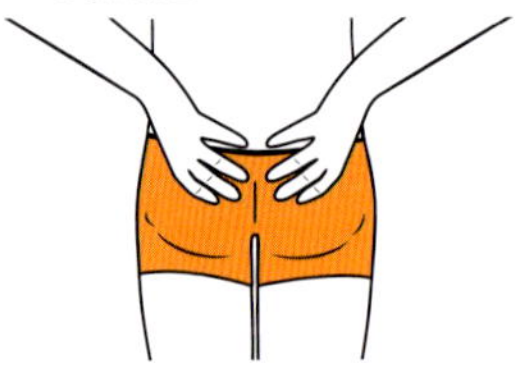

1 Schließen Sie die Augen, und beugen Sie leicht Ihre Finger. Legen Sie Ihre Hände auf die Mitte Ihres Bauchs, die Handflächen sind zum Körper gerichtet, und die Fingerspitzen zeigen zueinander. Drücken Sie sanft mit den Händen auf den Bereich unter dem Bauchnabel.

2 Schließen Sie die Augen, und beugen Sie leicht Ihre Finger. Legen Sie Ihre Hände hinter sich auf den unteren Rücken, die Handflächen sind zum Körper gerichtet, und die Fingerspitzen zeigen zueinander. Üben Sie auf Höhe der Taille sanften Druck mit der Handwurzel aus.

Halten Sie beide Handpositionen für 2–3 Minuten, und verweilen Sie danach noch einmal so lange in der Meditation. Lassen Sie Ihren Atem tiefer und langsamer werden, während Sie sich vorstellen, wie die universelle Lebensenergie von Ihren Handflächen zu Ihrer Bauchmitte strömt.

Visualisieren Sie einen orangefarbenen Wirbel direkt unterhalb Ihres Bauchnabels. Hier liegt der Ursprung Ihrer Kreativität und Inspiration. Ihr sexuelles Verlangen und Ihre Leidenschaft entspringen hier. Lassen Sie zu, dass diese Energie frei fließen kann, und spüren Sie die Freude und Ehrfurcht vor Ihrem Geschenk der Schöpfung.

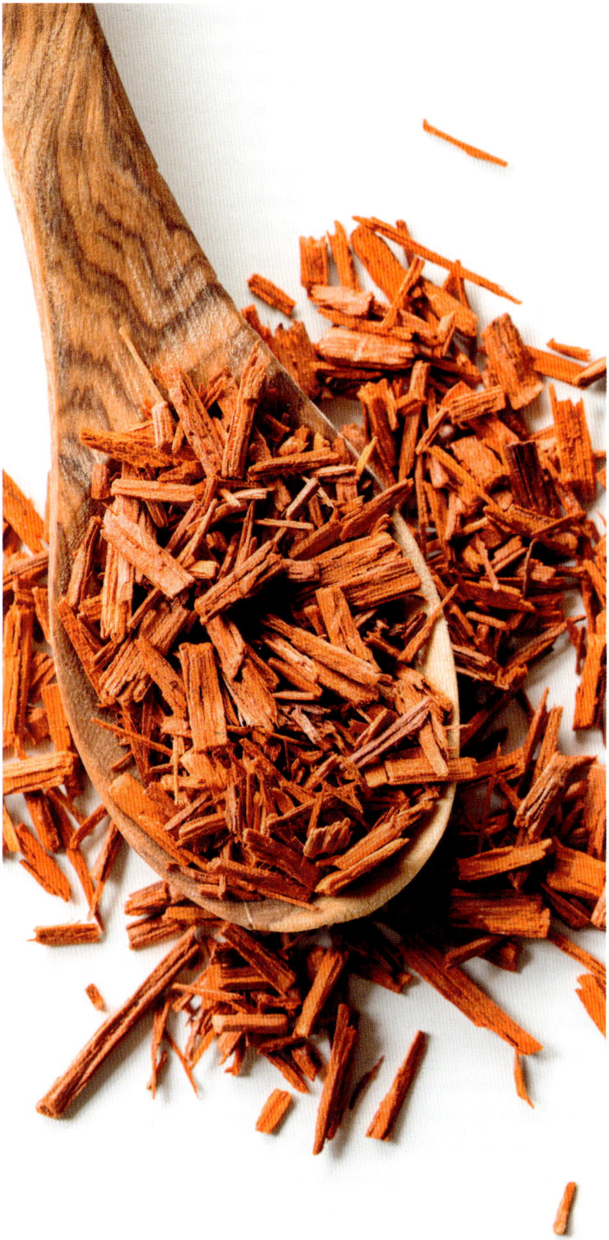

ÄTHERISCHE ÖLE

Setzen Sie mithilfe dieser intensiven, erdigen und berauschenden Düfte das süße Vergnügen frei, das in Ihrem Sakralchakra schlummert. Verdünnen Sie insgesamt 1–2 Tropfen von einem oder von mehreren der aufgeführten ätherischen Öle mit 5–6 Tropfen Kokosöl. Tragen Sie das Öl auf Ihre Fußsohlen, den Nacken oder äußerlich auf der Höhe des Sakralchakras auf.

- Sandelholz (im Bild)
- Patschuli
- Ylang-Ylang

Das Sakralchakra
Kristalle

Die Schwingungsfrequenz von Sakralchakra-Kristallen und die von ihnen hervorgerufene Resonanz erzeugen fließende Bewegungen, die das Loslassen und die Fortpflanzung begünstigen. Es ist das Chakra heiliger Sexualität. Sowohl die energetische Resonanz des Tons D als auch die der Farbe Orange verstärken die Frequenzen der Sakralchakra-Kristalle.

Die energetischen Schwingungen der folgenden Kristalle wirken auf das Sakralchakra:

- Karneol
- Orangenkalzit
- Sonnenstein

Um das Sakralchakra auszugleichen, wählen Sie einen oder mehrere der aufgelisteten Kristalle. Nehmen Sie die Kristalle in die linke Hand. Folgen Sie der Meditationsübung für das Sakralchakra (siehe S. 48) für 3–5 Minuten, um die heilende Energie des Kristalls auf das Energiezentrum des Sakralchakras zu übertragen. Visualisieren Sie die Farbe Orange, und lassen Sie nebenbei Musik (Audio- oder Videoaufnahmen) laufen, die den Ausgleich des Sakralchakras fördert, während Sie meditieren.

FARBTHERAPIE

ORANGE

Die Frequenz der Farbe Orange korrespondiert mit der Frequenz des Sakralchakras. Mit orangefarbenen Gegenständen oder orangefarbenem Licht lässt sich daher Einfluss auf das Sakralchakra nehmen. Orange steht für die Sonne und repräsentiert Wärme und den süßen Quell der Schöpfung.

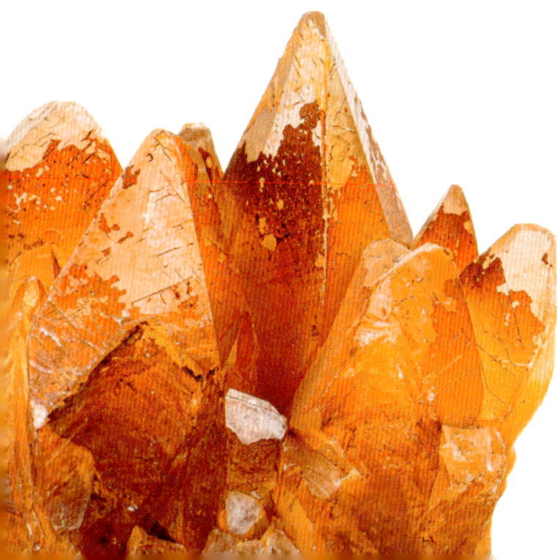

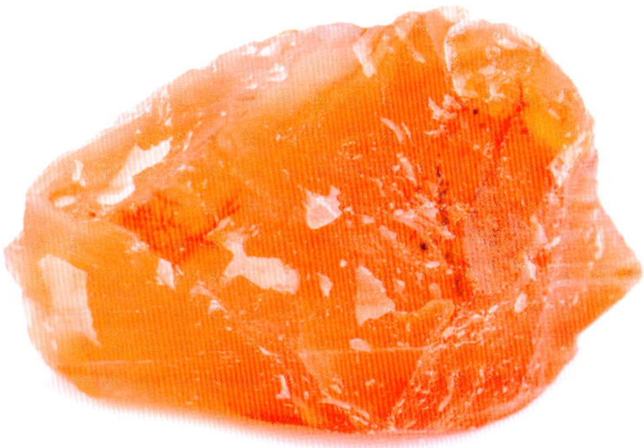

KLANGTHERAPIE

TON D

Klangschalen aus Kristall oder Metall sowie Stimmgabeln und Gongs, die ein D erzeugen, können in Kombination mit Kristallen eingesetzt werden, um das Sakralchakra auszugleichen. Der Ton D macht empfänglicher für schöpferische Inspiration.

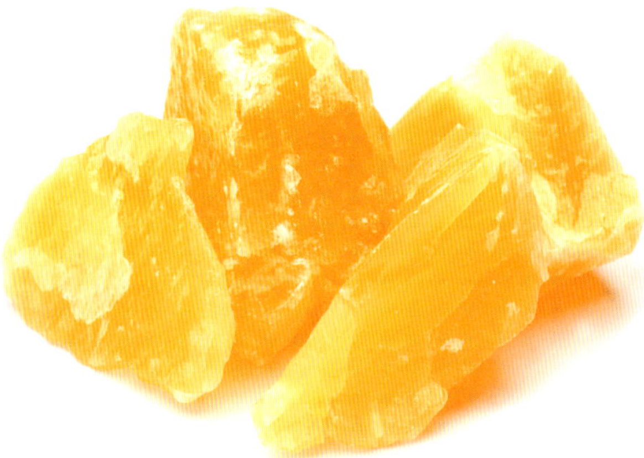

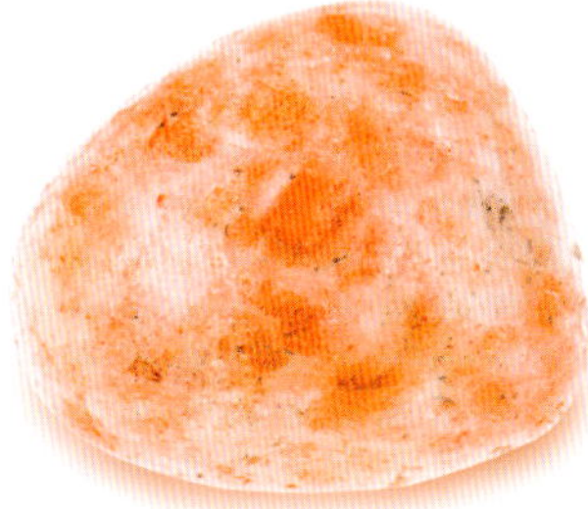

Empfohlene Kristalle: Karneol, Orangenkalzit und Sonnenstein (in der Abbildung von oben nach unten) werden zum Heilen und Lösen von Blockaden des Sakralchakras eingesetzt. Um herauszufinden, welche Kristalle bei Ihnen die beste Wirkung erzielen, probieren Sie verschiedene aus und vertrauen Sie auf Ihre Intuition.

Das Nabelchakra

Das Nabelchakra (Manipura) ist das dritte von sieben Chakras und das dritte der drei physischen Chakras. Im Chakrasystem bildet es das Zentrum Ihrer persönlichen Kraft. Es steuert Ihr Selbstwertgefühl, Ihre Selbstakzeptanz und Ihre Selbstständigkeit.

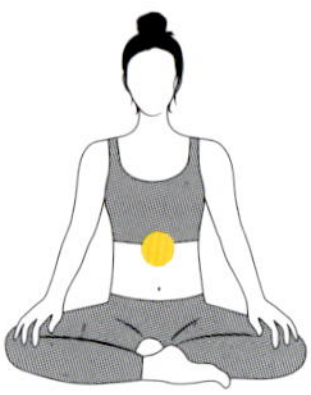

NABELCHAKRA

Das Nabel- oder Solarplexuschakra befindet sich in der Mitte des Oberbauchs, etwas oberhalb des Nabels und unter dem Zwerchfell.

Im Nabelchakra entsteht die Wärme, mit deren Hilfe Ihre Nahrung in Brennstoff und Energie für den Körper umgewandelt wird.

Diese Energie verwendet Ihr Körper für die alltägliche Aufrechterhaltung der Körperfunktionen, für Heilung und um sich an Veränderungen anzupassen. Das Nabelchakra fungiert als Energiezentrale und Handlungsantrieb. Wenn es richtig entwickelt ist, stärkt es Ihren inneren Krieger, der Sie bei der Bewältigung von Herausforderungen unterstützt.

Das Nabelchakra verkörpert das Feuer und die Energie, die Wandel und Veränderung vorantreiben, und verbindet Sie über das dritte der fünf Tattvas – das Element Feuer – mit der physischen Welt. Diesem Chakra werden die Farbe Gelb und das Symbol des zehnblättrigen Lotus zugeordnet.

GLEICHGEWICHT/UNGLEICHGEWICHT

Mit einem ausgeglichenen dritten Chakra fühlen Sie sich unbesiegbar und jeder Herausforderung, jedem Hindernis gewachsen.

Ein Ungleichgewicht im dritten Chakra kann Zweifel, Selbsthass und Gefühle der Unzulänglichkeit auslösen. Diese Gefühle können Ihre Handlungs- und Entscheidungsfähigkeit beeinträchtigen. Aufgrund Ihres Mangels an Selbstachtung treten Sie möglicherweise Macht und Verantwortung an andere ab und fressen Wut und Groll darüber in sich hinein. Infolgedessen verhalten Sie sich womöglich unsensibel gegenüber anderen und reagieren übermäßig gereizt auf kleine Ärgernisse.

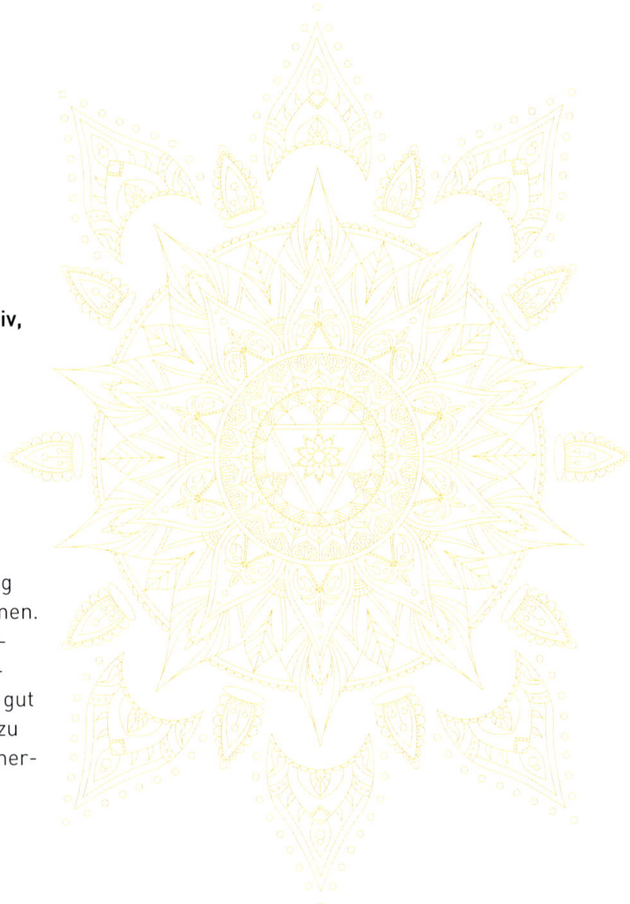

Ist das Nabelchakra überaktiv, kann das dazu führen, dass Sie unter Aggressionen leiden, sich anderen gegenüber intolerant verhalten oder sie sogar schikanieren. Sie geben möglicherweise anderen die Schuld für Ihre eigenen Fehler und tun sich schwer damit, Verantwortung für Ihr Handeln zu übernehmen. Ein überzogenes Selbstwertgefühl erweckt in Ihnen vielleicht das Bedürfnis, immer gut dazustehen und stets recht zu behalten. Sie nutzen möglicherweise Eitelkeit und Streben nach Status, um andere in den Schatten zu stellen und zu kontrollieren.

Wenn das Nabelchakra unteraktiv ist, kann es sein, dass Sie sich von der Welt eingeschüchtert fühlen und sich als Opfer Ihrer Umgebung sehen. Ihr schlechtes Selbstbild kann lähmend auf Sie wirken und Sie vom Handeln abhalten. Die Wärme oder das „Feuer", das vom Solarplexus ausgeht, reicht womöglich nicht aus, Sie mit der nötigen Energie zu versorgen, damit Sie sich ein Leben aufbauen können, das Sie wirklich glücklich macht. Durch Ihr geringes Selbstvertrauen fühlen Sie sich womöglich wertlos und möchten sich am liebsten zurückziehen und von der Außenwelt abschotten.

Das Nabelchakra
und der physische Körper

BEZUG ZUM KÖRPER

- Oberbauch
- unterer Rücken
- Dünndarm
- Verdauungssystem

BEZUG ZUM HORMONELLEN SYSTEM

Bauchspeicheldrüse: Sie reguliert den Stoffwechsel.

Die wichtigsten mit dem Nabelchakra verbundenen Organsysteme sind:

• **Nervensystem:** Solarplexus, Rückenmark, Vagusnerv, vegetatives Nervensystem

• **Bewegungsapparat:** obere und schräge Bauchmuskeln, Zwerchfell, Lendenwirbelsäule

• **Hormonsystem:** Bauchspeicheldrüse

• **Verdauungssystem:** Magen, Dünndarm, Bauchspeicheldrüse, Leber, Gallenblase

Das Nabelchakra befindet sich im Oberbauch und beeinflusst die Gesundheit von Leber, Milz, Gallenblase und Bauchspeicheldrüse. Ein schwerer Schlag in diese Bauchgegend kann eine Verkrampfung des Zwerchfells auslösen, sodass man keine Luft mehr bekommt.

Ein ausgeglichenes Nabelchakra sorgt dafür, dass der komplexe Prozess ablaufen kann, bei dem Nahrung für die Verstoffwechselung in ihre Bestandteile zerlegt wird und diese vom Körper aufgenommen werden. Die Gallenflüssigkeit aus der Gallenblase und die Verdauungsenzyme der Bauchspeicheldrüse sind entscheidend für eine funktionierende Verdauung. Mithilfe der Muskeln des Magens wird das Essen, das wir zu uns nehmen, so zerlegt, dass es dann im Dünndarm weiter verstoffwechselt und absorbiert werden kann. Die Bewegung der Nahrung durch den Körper wird durch die zeitlich abgestimmte peristaltische Kontraktion und Entspannung des Dünndarms unterstützt.

Ein ausgeglichenes Nabelchakra sorgt buchstäblich für den nötigen Treibstoff, um den Körper auf der Zellebene mit Energie zu versorgen. Ein energiegeladenes und vitales Nabelchakra fördert das Verdauungssystem und die damit zusammenhängenden Organsysteme.

DIE BAUCHSPEICHELDRÜSE UND DAS NABELCHAKRA

Ein ausgeglichenes Nabelchakra unterstützt die Bauchspeicheldrüse bei der Bildung von Hormonen, die den Blutzuckerspiegel regulieren. Insulin, Glukagon, Somatostatin und pankreatisches Polypeptid werden in den sogenannten Langerhans-Inseln in der Bauchspeicheldrüse gebildet. Eine Überbeanspruchung der Bauchspeicheldrüse durch den Konsum großer Mengen raffinierten Zuckers kann ihre Fähigkeit beeinträchtigen, den Blutzuckerspiegel im Blutkreislauf zu regulieren, und zu einer Form von Diabetes führen.

Diabetes kann zu einer Reihe schwerwiegender gesundheitsschädigender Gefäßleiden führen. Eine gesunde und aktive Bauchspeicheldrüse fördert die Gesundheit des Herz-Kreislauf-Systems und das allgemeine Wohlbefinden.

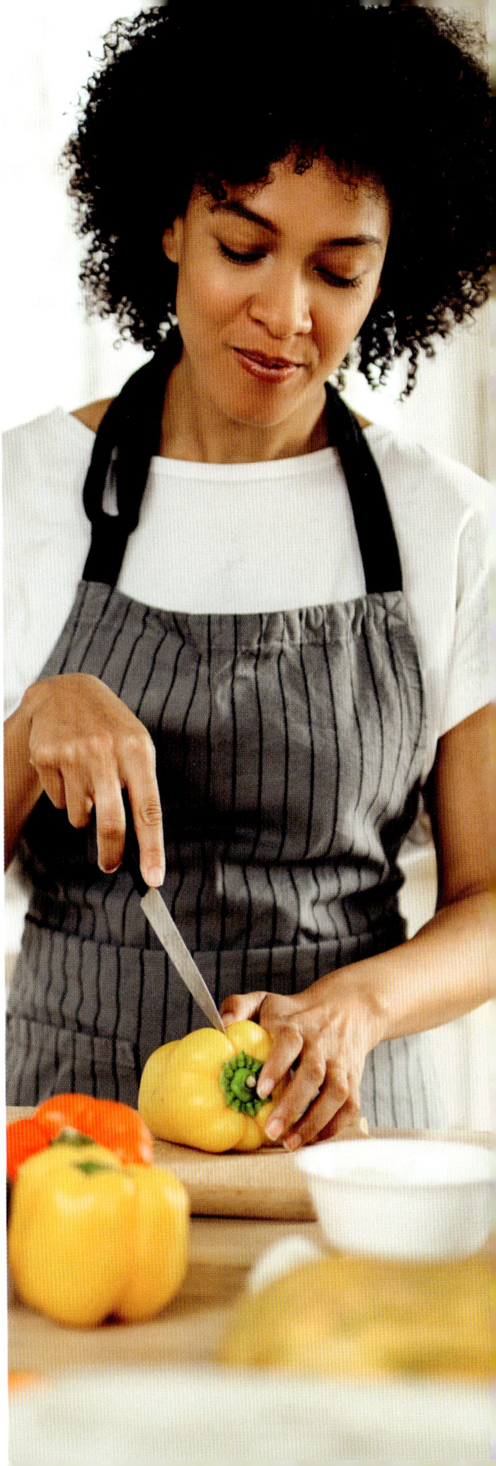

Das Nabelchakra
Ayurveda und Kundalini

KATZE-KUH-ÜBUNG

Schritt 1

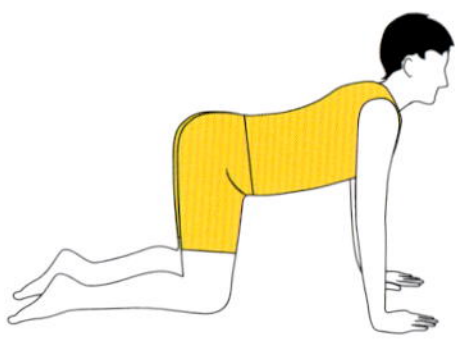

Schritt 2

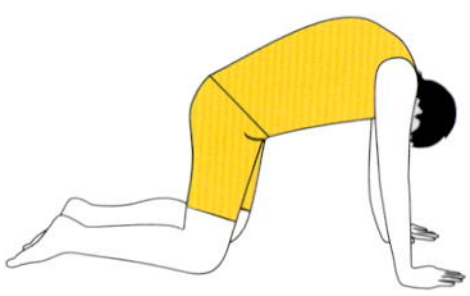

Das Nabelchakra ist das dritte der physischen Energiezentren, die das untere Dreieck des Kundalini-Energieflusses bilden. Es dient als Brücke zwischen der Kraft des Solarplexus und der physischen Energie, die unser Handeln antreibt. Dieses Chakra ist nach der Ayurveda-Lehre mit dem dritten Tattva – dem Element Feuer – verbunden und liegt dort, wo sich die Nadis – die Energiekanäle – oberhalb des Bauchnabels kreuzen. Die Stärkung der Bauchmuskeln und des mittleren Rückens liefert die körperliche Kraft, um Ziele zu erreichen.

Die folgenden Kundalini-Yogaübungen kräftigen das Nabelchakra. Mit der Mudra zu meditieren, hilft dabei, das Feuer zu entfachen, das das Nabelchakra antreibt.

KATZE-KUH-ÜBUNG

Wiederholen Sie die gesamte Bewegungsabfolge zweimal, machen Sie zwischen den Wiederholungen eine Pause, in der Sie Ihr Gesäß auf die Fersen sinken lassen, die Arme neben den Körper und die Stirn auf die Matte legen (Kindhaltung).

1. Kommen Sie in den Vierfüßlerstand, die Hände stehen unter den Schultern und die Knie unter den Hüften. Atmen Sie tief ein, heben Sie den Kopf zur Decke, und wölben Sie Ihren Rücken Richtung Boden. Halten Sie Ihre Augen geöffnet, der Blick geht nach oben. Entspannen Sie Ihre Bauchmuskeln. Das ist die Katzenhaltung.

2. Um in die Kuhhaltung zu gehen, atmen Sie vollständig aus, machen Sie den Rücken rund, und bringen Sie Ihr Kinn zur Brust. Halten Sie Ihre Augen geöffnet, der Blick geht nach unten. Spannen Sie die Bauchmuskeln an.

3. Wechseln Sie langsam von der Katzen- in die Kuhhaltung und wieder zurück, und steigern Sie dabei die Geschwindigkeit, ohne sich dabei unter Druck zu setzen. Fahren Sie für 2–3 Minuten fort.

STRECKPOSITION

Wiederholen Sie die gesamte Bewegungsabfolge zweimal, machen Sie dazwischen Pausen, und atmen Sie in langen und tiefen Zügen für 1–2 Minuten.

1 Legen Sie sich auf den Rücken, bringen Sie die Füße zusammen und die Arme neben den Körper.

2 Heben Sie Ihre Arme vom Boden ab, die Handflächen zeigen zu den Oberschenkeln. Strecken Sie die Zehenspitzen, und heben Sie Fersen und Kopf 15 cm vom Boden ab.

3 Schauen Sie zu Ihren Zehen, und atmen Sie 25-mal in kurzen Atemzügen durch die Nase ein und aus. Entspannen Sie für 5 Sekunden.

4 Wiederholen Sie die Übung fünfmal und kommen Sie danach in eine Entspannungshaltung.

STRECKPOSITION

Schritt 2

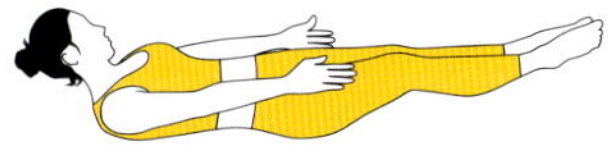

Hinweis: Machen Sie diese Übung nicht, wenn Sie schwanger sind oder sich in der ersten Woche Ihres Menstruationszyklus befinden.

TANIT-MUDRA

Verweilen Sie in der Mudra, und führen Sie die Meditation für mindestens 2–3 Minuten und höchstens für 10 Minuten fort.

1 Setzen Sie sich mit gekreuzten Beinen und aufrechter Wirbelsäule hin. Legen Sie Ihre Handflächen mit ausgestreckten Fingern aneinander, die Fingerspitzen berühren einander, und der rechte Daumen liegt über dem linken. Die Fingerspitzen zeigen vom Körper weg, und die Handwurzeln befinden sich kurz über dem Nabel.

2 Halten Sie die Hände etwas oberhalb des Nabels vor sich, und konzentrieren Sie sich auf Ihren Atem. Atmen Sie 5 Sekunden lang langsam ein, halten Sie den Atem für 5 Sekunden an, und atmen Sie dann 5 Sekunden lang aus. Der Bauch bleibt entspannt. Lassen Sie Ihr Zwerchfell arbeiten, nicht Ihre Bauchmuskeln. Wiederholen Sie dies zehnmal.

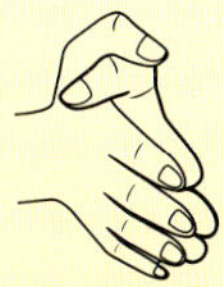

TANIT-MUDRA

Sie können auch das Mantra oder die Affirmation für das Nabelchakra (siehe S. 62) wiederholen, während Sie die Mudra halten.

Das Nabelchakra
Meditationen und Mantras

ASTROLOGIE

♈

WIDDER

Ein ausgeglichenes Nabelchakra versorgt den Widder mit der körperlichen Kraft, die seine Führungspersönlichkeit und seinen Unternehmergeist antreibt.

♏

SKORPION

Ein ausgeglichenes Nabelchakra gibt dem Skorpion die Tatkraft, den Fokus, die Zielstrebigkeit und den Ehrgeiz, um den Geheimnissen und Mysterien nachzugehen, die das Leben, die Sexualität und den Tod umgeben.

Meditationen und Mantras, die auf das Nabelchakra ausgerichtet sind, können belebend und inspirierend wirken. Wenn Sie Ihre Aufmerksamkeit auf die Wärme in Ihrem Bauch konzentrieren, erweckt das in Ihnen Gefühle des Selbstvertrauens und der Erfüllung. Das Chakra liefert die Energie, die unser Handeln antreibt und uns kraftvoll durchs Leben gehen lässt.

Als Meditationsübung können Sie Affirmationen laut aufsagen und sich dabei auf Ihre Atmung konzentrieren oder für ein paar Minuten in Gedanken ein Mantra wiederholen, während Sie still in Ihrer Meditation verweilen.

Vertiefen und verlangsamen Sie Ihre Atmung, und stellen Sie sich vor, wie ausgleichende Energie in der Mitte Ihres Bauchs kreist. Visualisieren Sie vor Ihrem inneren Auge einen gelben Wirbel, der sich etwas oberhalb Ihres Nabels befindet. Hier liegt das Zentrum Ihrer persönlichen Kraft, der Quell Ihrer Weisheit und Ihres „Bauchgefühls". Lassen Sie sich von dieser Energie bei der Erreichung Ihrer Ziele antreiben.

MANTRA: RAM

Ram ist ein schützendes Mantra. Das Rezitieren des Ram-Mantras bei der Meditation entfacht ein Feuer in Ihnen, das die Verwirklichung Ihrer Träume antreibt. Es befeuert Ihre innere Kraft und versorgt Sie mit der nötigen Begeisterung und Inspiration, um als Anführerin, Teammitglied oder Künstler zu glänzen.

AFFIRMATION

„Mein Nabelchakra ist das dritte meiner Energiezentren, und es spendet mir Konzentration und Kraft. Hier liegt der Ursprung meiner Zuversicht und meines Selbstvertrauens. Das Gespür für mein Bauchgefühl liegt hier."

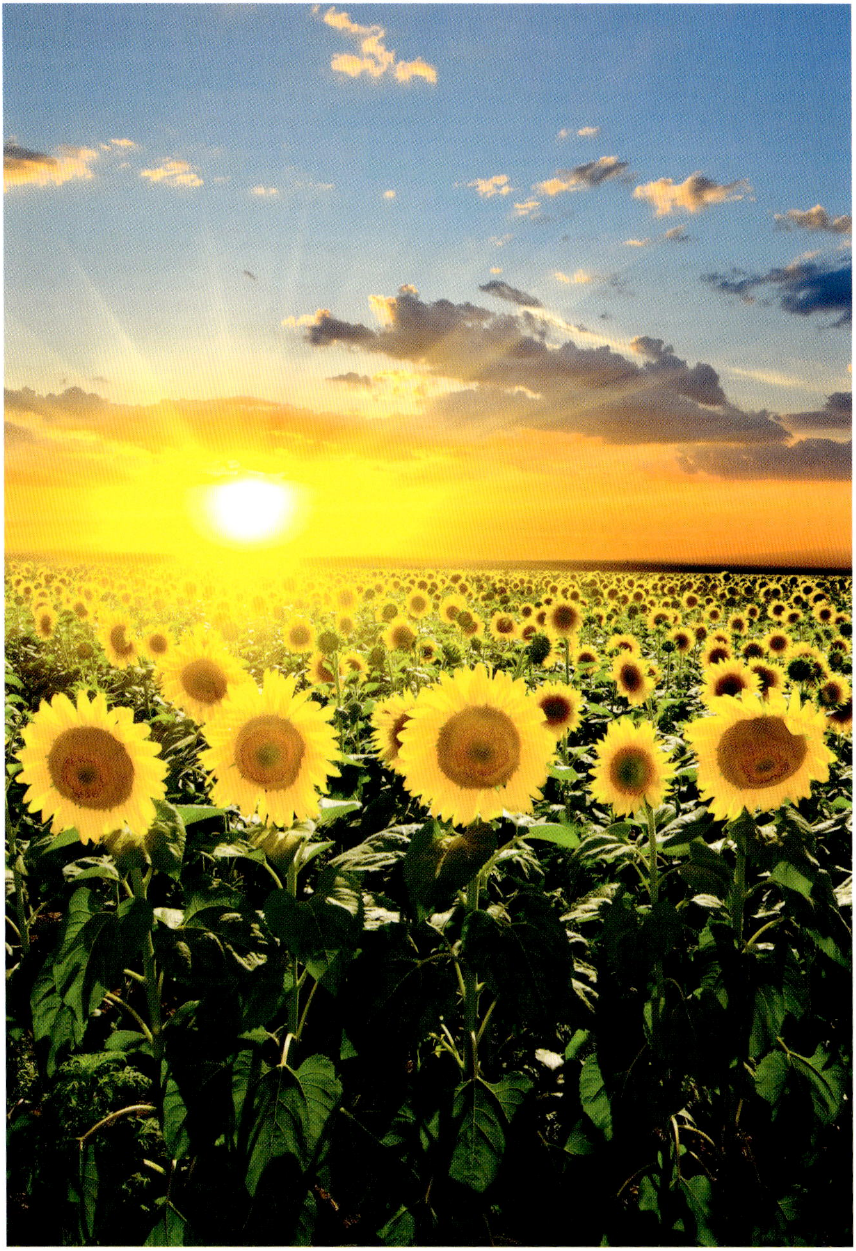

Das Nabelchakra
Ernährung

TINKTUREN

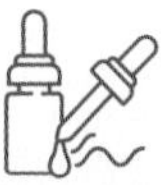

Eine Tinktur aus Eibischwurzel stärkt das Nabelchakra, kann den Energiefluss ins Gleichgewicht bringen und starke Anspannung und Ängste mildern.

Das Nabelchakra wird gestärkt durch Kost, die körperliche und emotionale Aktivität anregt. Der Schwerpunkt liegt auf gelben Lebensmitteln, Getreide, Gewürzen, Tees, Milchprodukten und Lebensmitteln, die Sie mit den komplexen Kohlenhydraten und gesunden Fetten versorgen, die Ihr Streben nach Erfolg nähren und antreiben. Der Verzehr von Lebensmitteln, die das Nabelchakra stärken, ermöglicht eine lange, langsame Verbrennung, die das erforderliche Durchhaltevermögen zum Erreichen Ihrer Ziele liefert.

Es empfiehlt sich, die folgenden Lebensmittel in Ihre Ernährung zu integrieren, um das Nabelchakra zu stärken und zu aktivieren:

Getreide: Nudeln, Müsli, Reis, Brot (möglichst Vollkornbrot, Weißbrot vermeiden)

Nüsse / Samen: Leinsamen, Sonnenblumenkerne, Nüsse, Chiasamen

Kräuter / Gewürze: Cayennepfeffer, Pfefferminze, Grüne Minze, Zitronenmelisse, Kamille, Kurkuma, Kreuzkümmel, Fenchel, Anis, Koriander

Milchprodukte: Milch, Käse, Joghurt – kaufen Sie Bio-Milchprodukte, vermeiden Sie Produkte von Tieren, die mit Hormonen und Antibiotika behandelt wurden.

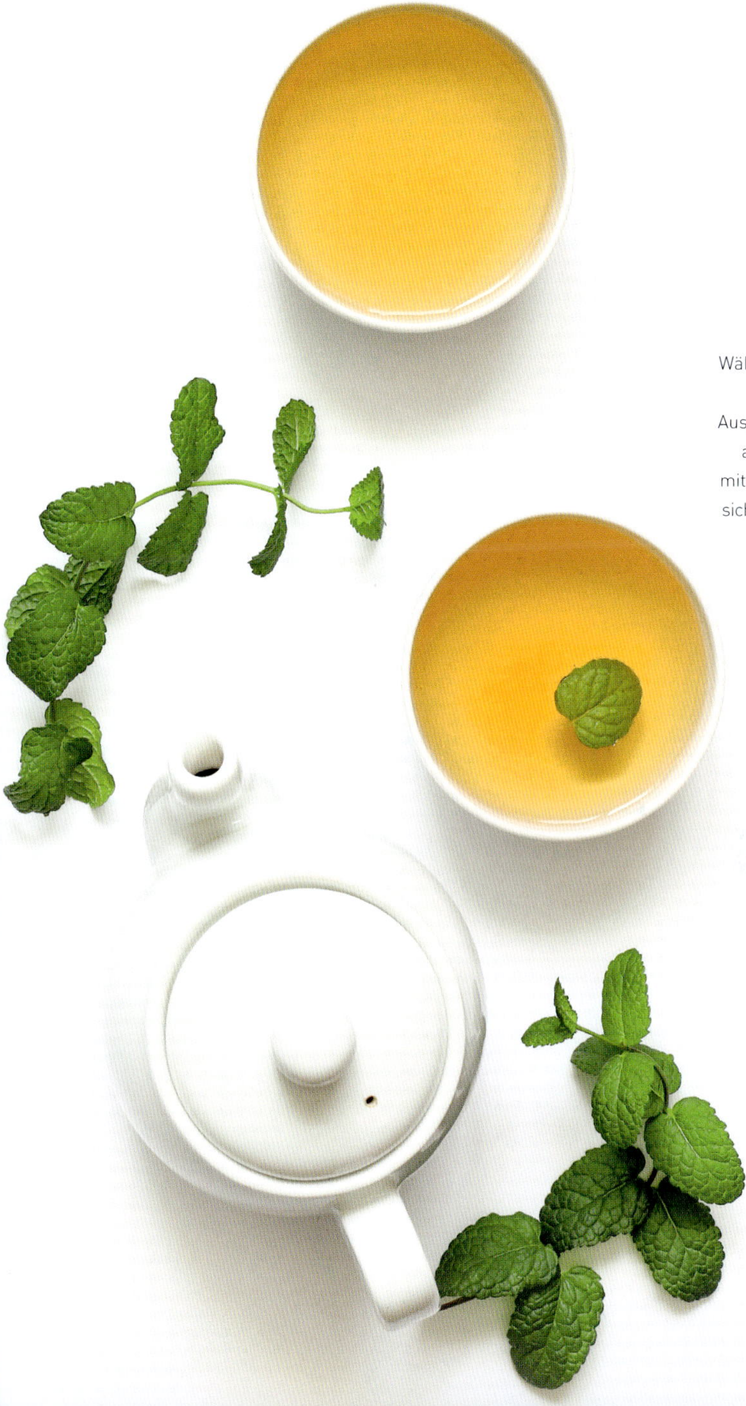

Wählen Sie eines oder mehrere dieser Kräuter zum Ausgleich des Nabelchakras aus, und gießen Sie diese mit der heiligen Absicht auf, sich klar und energiegeladen zu fühlen. Die folgenden Kräuter stimulieren die Geschmacksnerven und liefern kräftigende Energie, um das Leben zu meistern.

- Rosmarin
- Ingwer
- Anis
- Goldmelisse
- Pfefferminze (im Bild)
- Fenchel
- Zimt

Das Nabelchakra
Reiki

Schritt 1

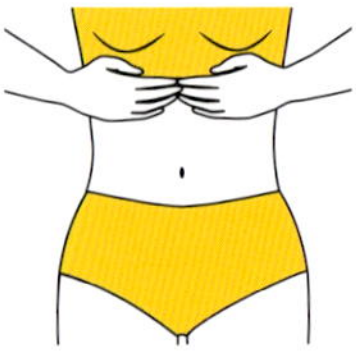

Schritt 2

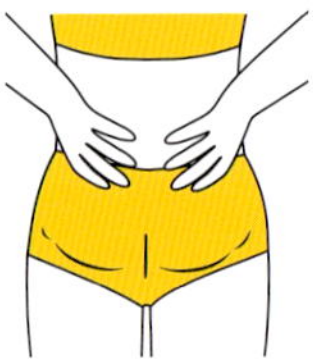

Reiki-Energie kann dazu beitragen, das Nabelchakra ins Gleichgewicht zu bringen. Wenn Sie Ihre Aufmerksamkeit auf dieses zentrale Energiezentrum richten, werden Sie leichter in der Lage sein, entschieden zu handeln und Ihre Lebensziele und Wünsche in die Tat umzusetzen.

Folgen Sie der Meditation für das Nabelchakra (siehe S. 62), und visualisieren Sie den Fluss der universellen Lebensenergie, während Sie die beschriebenen Handpositionen einnehmen. Setzen Sie sich dazu aufrecht auf einen Stuhl, und stellen Sie die Füße flach auf den Boden.

1 Schließen Sie die Augen, und beugen Sie leicht Ihre Finger. Legen Sie Ihre Hände auf Ihren Oberbauch, die Handflächen sind zum Körper gerichtet, und die Spitzen der Mittelfinger berühren sich. Drücken Sie sanft mit den Handflächen wie gezeigt gegen die Rippen Ihres Brustkorbs.

2 Schließen Sie die Augen, und beugen Sie leicht Ihre Finger. Legen Sie Ihre Hände hinter sich auf den mittleren Rücken, die Handflächen sind zum Körper gerichtet, und die Fingerspitzen zeigen zueinander. Drücken Sie sanft mit den Handflächen gegen die unteren Rippen Ihres Brustkorbs.

Halten Sie beide Handpositionen für 2–3 Minuten, und verweilen Sie danach noch einmal so lange in der Meditation. Lassen Sie Ihren Atem tiefer und langsamer werden, während Sie sich vorstellen, wie die universelle Lebensenergie von Ihren Handflächen zu Ihrer Bauchmitte strömt.

Visualisieren Sie einen gelben Wirbel in Ihrem Solarplexus. Hier liegt das Zentrum Ihrer Kraft, der Quell Ihrer Weisheit und Ihres Bauchgefühls. Ihr Antrieb und Ihre Ausdauer kommen von hier. Lassen Sie sich von dieser Energie auf Ihrem Weg zum Erfolg antreiben.

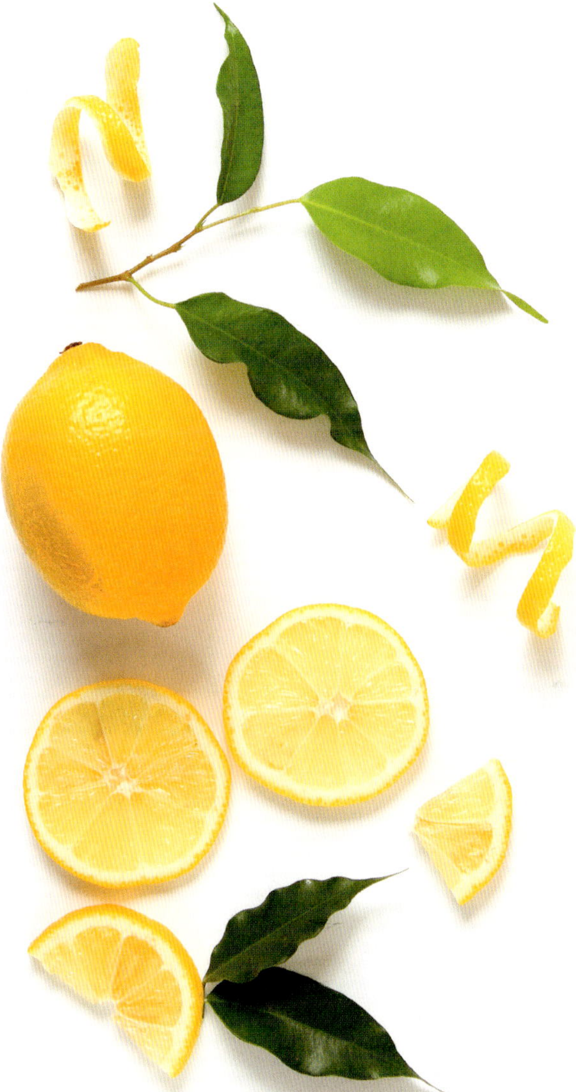

ÄTHERISCHE ÖLE

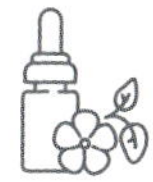

Energetisieren Sie Ihr Nabelchakra und Ihren physischen Körper mit der strahlenden und anregenden Kraft des gelben Sonnenlichts. Verdünnen Sie insgesamt 1–2 Tropfen von einem oder von mehreren der aufgeführten ätherischen Öle mit 5–6 Tropfen Kokosöl. Tragen Sie das Öl auf Ihre Fußsohlen, den Nacken oder äußerlich auf der Höhe des Nabelchakras auf.

- Echte Kamille
- Zitrone (im Bild)
- Thymian

Das Nabelchakra
Kristalle

FARBTHERAPIE

GELB

Die Frequenz der Farbe Gelb korrespondiert mit der Frequenz des Nabelchakras. Mit gelben Gegenständen oder gelbem Licht lässt sich daher Einfluss auf das Nabelchakra nehmen. Die Farbe Gelb steht für Vorsicht und Nachgiebigkeit, die Sie auf Ihrem Lebensweg begleiten, ohne Sie von diesem abzubringen.

Die Schwingungsfrequenz von Nabelchakra-Kristallen und die von ihnen erzeugte Resonanz mobilisieren die innere physische Kraft. Das Motto dieses Chakras lautet: „Lass auf Worte Taten folgen." Es ist die treibende Kraft hinter Handlungen, die durch Überzeugungen und Leidenschaften motiviert sind, die Sie mit anderen teilen. Sowohl die energetische Resonanz des Tons E als auch die der Farbe Gelb verstärken die Frequenzen der Nabelchakra-Kristalle.

Die energetischen Schwingungen der folgenden Kristalle wirken auf das Nabelchakra:

- Citrin
- gelber Jaspis
- Topas

Um das Nabelchakra auszugleichen, wählen Sie einen oder mehrere der aufgelisteten Kristalle. Nehmen Sie die Kristalle in die linke Hand. Folgen Sie der Meditationsübung für das Nabelchakra (siehe S. 62) für 3–5 Minuten, um die heilende Energie des Kristalls auf das Energiezentrum des Nabelchakras zu übertragen. Visualisieren Sie die Farbe Gelb, und lassen Sie nebenbei Musik (Audio- oder Videoaufnahmen) laufen, die den Ausgleich des Nabelchakras fördert, während Sie meditieren.

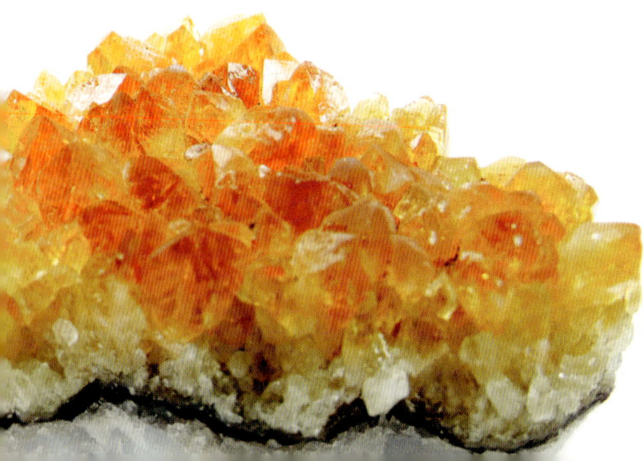

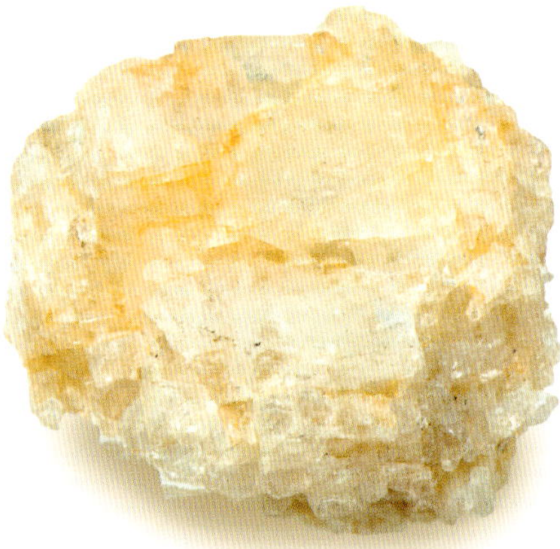

KLANGTHERAPIE

TON E

Klangschalen aus Kristall oder Metall sowie Stimmgabeln und Gongs, die ein E erzeugen, können in Kombination mit Kristallen eingesetzt werden, um das Nabelchakra auszugleichen. Der Ton E fördert Selbstbewusstsein und stärkt Vertrauen.

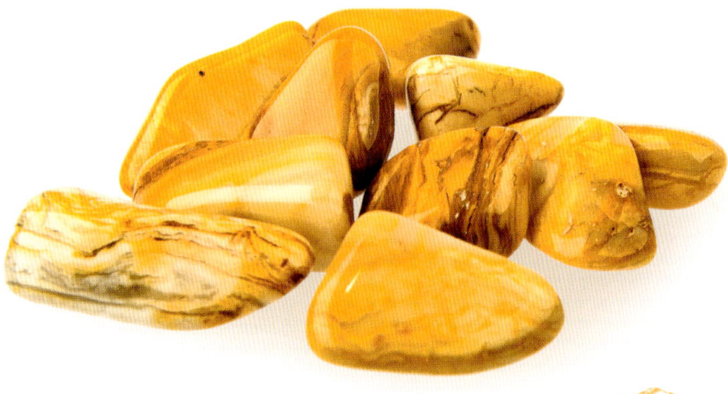

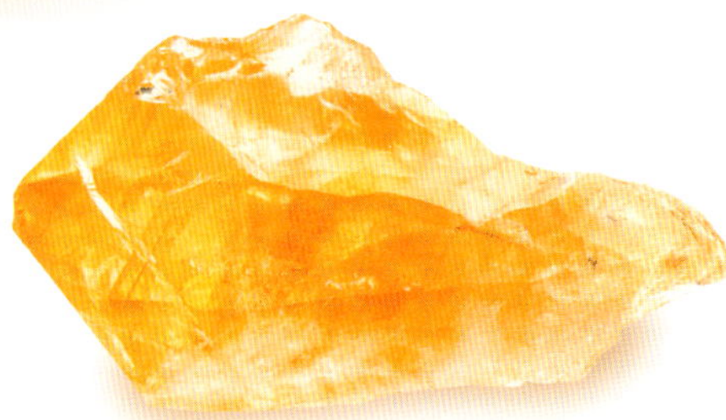

Empfohlene Kristalle: Die Kristalle Topas, gelber Jaspis und Citrin (in der Abbildung von oben nach unten) werden zum Heilen und Lösen von Blockaden des Nabelchakras eingesetzt. Um herauszufinden, welche Kristalle bei Ihnen die beste Wirkung erzielen, probieren Sie verschiedene aus und vertrauen Sie dabei auf Ihre Intuition.

Das Herzchakra

Das Herzchakra (Anahata) ist das vierte der sieben Chakras und verbindet die unteren drei physischen Chakras mit den oberen drei spirituellen Chakras. Es ist die Pforte zu Ihrer spirituellen Verbindung mit dem Göttlichen.

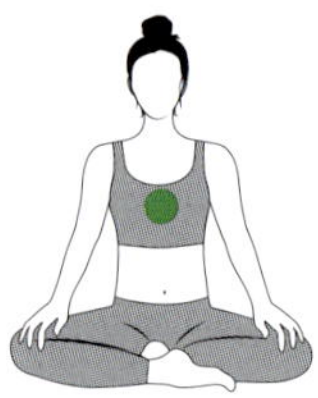

HERZCHAKRA

Das Herzchakra befindet sich in der Mitte des Brustkorbs zwischen Brustbein und Wirbelsäule.

Im Herzchakra entsteht die Liebe, die Sie für sich selbst und für andere empfinden. Von diesem Chakra geht eine tiefe Verbindung zum eigenen Selbst aus. Dieses Energiezentrum ist der Ursprung Ihrer Fähigkeit, zu lieben und Liebe zuzulassen. Es schlägt die Brücke zu den unteren drei Chakras und festigt Ihre Verbindung zur Erde und zu Ihrem höchsten Selbst. Wenn das Chakra richtig entwickelt ist, ist Ihr Handeln durch Liebe motiviert, und Sie können Ihr Leben mit Freude, Mitgefühl und Empathie erfüllen. Es fällt Ihnen leicht, die Schönheit in sich selbst und in anderen zu erkennen.

Das Herzchakra repräsentiert die höchsten Schwingungen der physischen Welt und verbindet Sie nach der Ayurveda-Lehre über das vierte der fünf Tattvas – das Element Luft – mit der physischen Welt. Diesem Chakra werden die Farbe Grün und das Symbol des zwölfblättrigen Lotus zugeordnet.

GLEICHGEWICHT / UNGLEICHGEWICHT

Mit einem ausgeglichenen vierten Chakra empfinden Sie Liebe für sich selbst und für andere, Sie können nicht verletzt werden oder andere verletzen und unterstützen andere mit Mitgefühl und Respekt.

Ein Ungleichgewicht im vierten Chakra kann dazu führen, dass Sie sich von sich selbst und anderen abgeschnitten fühlen. Möglicherweise schlummert in Ihnen unverarbeitete Trauer, die Sie bedrückt und Ihnen das Gefühl gibt, allein zu sein. Als Folge davon sind Sie womöglich verbittert und wütend und haben Schwierigkeiten, Beziehungen zu führen.

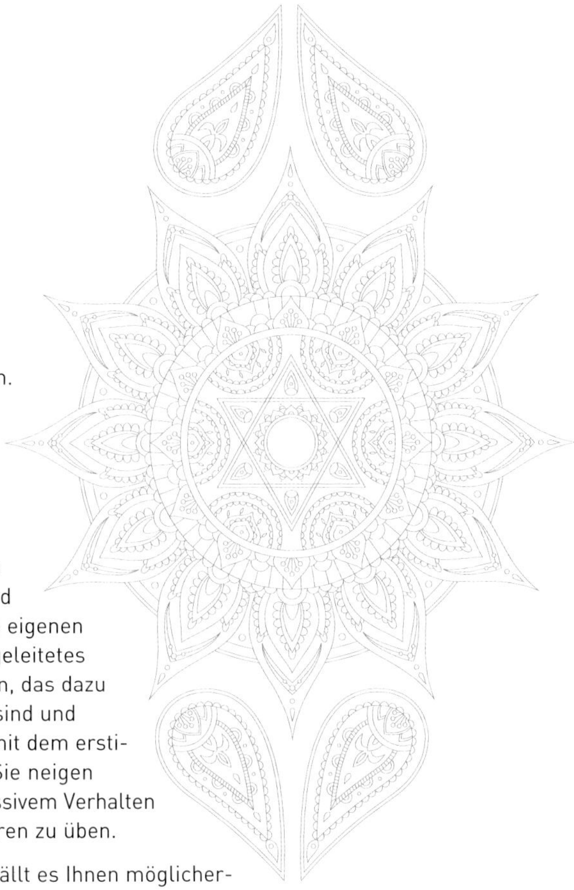

Sie schenken Ihre Liebe möglicherweise Menschen, die Sie nicht verdienen oder nicht wollen.

Ist das Herzchakra überaktiv, neigen Sie möglicherweise zu Co-Abhängigkeit und sind leicht verletzlich durch das Handeln anderer. Womöglich stellen Sie die Bedürfnisse anderer vor Ihre eigenen und nehmen Gefühle und Probleme auf sich, die nicht Ihre eigenen sind. Hieraus kann sich ein fehlgeleitetes Verständnis von Liebe entwickeln, das dazu führt, dass Sie sehr anhänglich sind und Ihren Partner oder Ihre Kinder mit dem ersticken, was Sie für Liebe halten. Sie neigen möglicherweise zu passiv-aggressivem Verhalten und dazu, unfaire Kritik an anderen zu üben.

Ist das Herzchakra unteraktiv, fällt es Ihnen möglicherweise schwer, eine Liebesbeziehung einzugehen. Aufgrund Ihrer mangelnden Selbstliebe ist es Ihnen unmöglich, die innige Bindung einzugehen, die für eine erfolgreiche Liebesbeziehung notwendig ist. Ihr Misstrauen gegenüber anderen kann dazu führen, dass Sie sich emotional abkapseln. Sie zweifeln daran, dass ein erfülltes und glückliches Leben eine Option für Sie ist und dass Sie es überhaupt verdienen.

Das Herzchakra und der physische Körper

BEZUG ZUM KÖRPER

- Brustkorb
- oberer Rücken
- Lunge
- Rippen
- Herz

BEZUG ZUM HORMONELLEN SYSTEM

Thymusdrüse: Sie reguliert das Immunsystem.

Die wichtigsten mit dem Herzchakra verbundenen Organsysteme sind:

- **Atmungssystem:** Lunge, Bronchien
- **Herz-Kreislauf-System:** Herz und größere Blutgefäße; Arteriolen, Venolen und Kapillaren der Lunge
- **Nervensystem:** Plexus brachiales, Rückenmark, Vagusnerv, peripheres Nervensystem, vegetatives Nervensystem
- **Bewegungsapparat:** Zwerchfell, Zwischenrippenmuskulatur, Herz, Trapezmuskel, Wirbelsäule, Rippen
- **Hormonsystem:** Thymusdrüse
- **Immunsystem:** Thymusdrüse, Lymphgefäße, Lymphknoten

Das Herzchakra befindet sich in der Mitte des Brustkorbs, in der Nähe des Herzens, und beeinflusst Herz, Lunge, Zwerchfell und die Brustwirbelsäule. In diesem Teil des Körpers wird Blut zu den Lungen gepumpt, wo es Kohlendioxid abgibt und Sauerstoff aufnimmt, und von dort wird es weiter durch die Blutgefäße und Kapillaren in sämtliche Gewebe des Körpers gepumpt.

Das Herzchakra hat energetischen Einfluss auf die Hauptkörperfunktionen der Atmung und der Durchblutung. Ein ausgeglichenes Herzchakra trägt dazu bei, dass sich das Zwerchfell regelmäßig und automatisch zusammenzieht und entspannt. Dadurch strömt Luft in die Lungen hinein und wieder heraus, und es wird eine anhaltende Sauerstoffversorgung und Abgabe von Kohlendioxid gewährleistet. Der Herzmuskel sorgt wiederum dafür, dass jedes rote Blutkörperchen des Körpers in die Lunge und von dort in sämtliche Körperzellen gepumpt wird.

Ein ausgeglichenes Herzchakra stellt sicher, dass die grundlegende Mechanik der Atmung und des Herzschlags ein Leben lang fehlerfrei funktioniert. Ein energiegeladenes und vitales Herzchakra hat einen positiven Einfluss auf Ihr Atmungs- und Herz-Kreislauf-System sowie auf die damit zusammenhängenden Körpersysteme.

DIE THYMUSDRÜSE UND DAS HERZCHAKRA

Ein ausgeglichenes Herzchakra unterstützt die Thymusdrüse bei der Produktion des Hormons Thymosin, das die Bildung von T-Zellen für das Immunsystem stimuliert. Die Produktion von T-Zellen stellt sicher, dass der Körper in der Lage ist, Infektionskrankheiten abzuwehren. Die Thymusdrüse ist im Kindesalter am aktivsten und größten. Nach der Pubertät wird sie langsam kleiner und verwandelt sich in Fettgewebe.

Sobald die T-Zellen gebildet sind, wandern sie ins Lymphsystem, wo sie gespeichert werden, bis sie zur Bekämpfung von Infektionen und Krankheiten benötigt werden. Eine gesunde Thymusdrüse, besonders im Kindesalter, versorgt Ihr Immunsystem mit den krankheitsbekämpfenden T-Lymphozyten, die Sie ein Leben lang schützen.

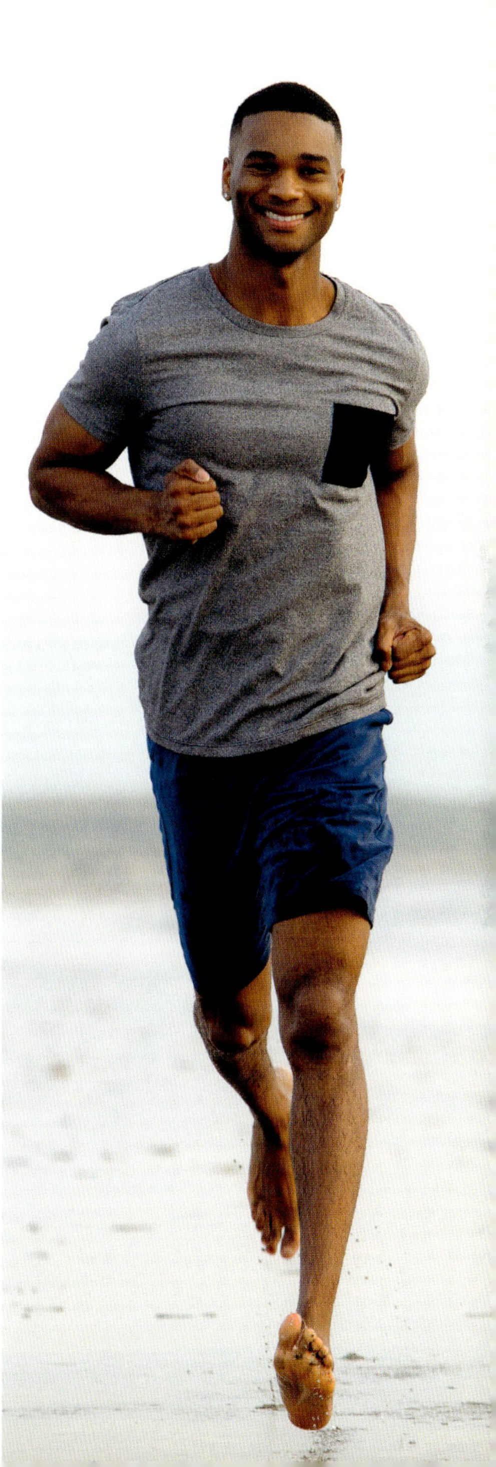

Das Herzchakra
Ayurveda und Kundalini

BRUSTÖFFNER

Schritt 1

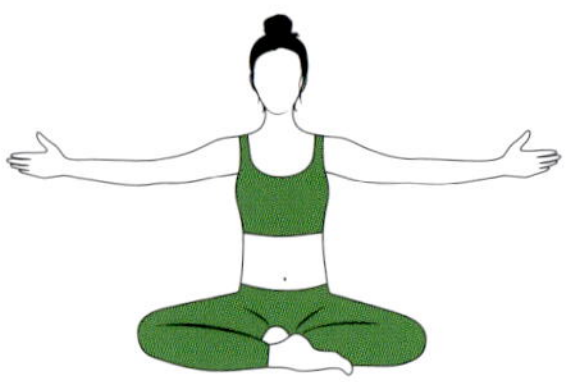

Das Herzchakra ist der Vermittler zwischen dem unteren und dem oberen Dreieck des Kundalini-Energieflusses. Hier treffen die drei physischen Chakras auf die drei spirituellen Chakras. Das Herzchakra ist nach der Ayurveda-Lehre mit dem vierten Tattva – dem Element Luft – verbunden und liegt dort, wo sich die Nadis – die Energiekanäle – in der Mitte des Brustkorbs kreuzen. Den Brustkorb mit tiefer Atmung zu weiten und die Brust zu öffnen, schafft Raum für eine tiefe Liebe, die alle Lebewesen umfasst.

Die folgenden Kundalini-Yogaübungen kräftigen das Herzchakra. Mit der Mudra zu meditieren, hilft dabei, das Herzchakra auszugleichen, indem niedrige und höhere Energiefrequenzen zusammengeführt werden.

BRUSTÖFFNER

Wiederholen Sie die gesamte Bewegungsabfolge zweimal, machen Sie dazwischen Pausen, und atmen Sie langsam und tief für 1–2 Minuten.

1. Setzen Sie sich mit geradem Rücken in den Schneidersitz, und strecken Sie Ihre Arme seitlich aus, halten Sie sie parallel zum Boden, die Handflächen zeigen nach vorne. Atmen Sie durch die Nase ein.
2. Atmen Sie durch die Nase aus, und bringen Sie dabei die ausgestreckten Arme vor der Brust zusammen, als wollten Sie in die Hände klatschen.
3. Atmen Sie ein, und öffnen Sie Ihre Arme wieder zu den Seiten. Setzen Sie die Bewegung in einem für Sie angenehmen Rhythmus für 1–3 Minuten fort, und atmen Sie ein und aus, während Sie die Arme öffnen und vor der Brust schließen.
4. Entspannen Sie die Arme, und legen Sie Ihre Hände in den Schoß.

EGO-VERNICHTER

Wiederholen Sie die gesamte Bewegungsabfolge zweimal, machen Sie dazwischen Pausen, und atmen Sie langsam und tief für 1–2 Minuten.

1 Setzen Sie sich mit geradem Rücken in den Schneidersitz, und ziehen Sie Ihr Kinn ein wenig in Richtung Brust. Rollen Sie Ihre Finger ein, sodass die Fingerspitzen die Handflächen berühren. Spreizen Sie die Daumen nach außen ab. Strecken Sie Ihre Arme zu den Seiten aus, und bringen Sie sie in einen 60-Grad-Winkel zum Boden.

2 Richten Sie Ihre Aufmerksamkeit auf Ihr inneres Auge, und atmen Sie für 1–3 Minuten mit geschlossenen Augen in kurzen, schnellen Atemzügen durch die Nase ein und aus.

3 Halten Sie nun für 10 Sekunden den Atem an. Heben Sie dabei Ihre Arme über den Kopf, bringen Sie die Daumenspitzen zusammen, und strecken Sie die restlichen Finger aus. Lassen Sie beim Ausatmen Ihre Arme seitlich sinken.

EGO-VERNICHTER

Schritt 1

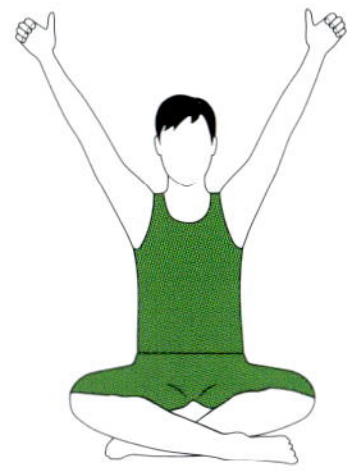

PADMA-MUDRA

Verweilen Sie in der Mudra, und meditieren Sie für mindestens 2–3 Minuten und höchstens für 10 Minuten.

1 Setzen Sie sich mit geradem Rücken in den Schneidersitz, und bringen Sie Ihre Hände vor der Brust zusammen. Drücken Sie die Handwurzeln gegeneinander, die kleinen Finger und Daumen berühren sich, während Sie die restlichen Finger auseinanderspreizen.

2 Halten Sie die Hände in der Mudra vor die Brust, und konzentrieren Sie sich auf Ihren Atem. Atmen Sie 5 Sekunden lang langsam ein, halten Sie den Atem für 5 Sekunden an, und atmen Sie dann 5 Sekunden lang aus. Der Bauch bleibt entspannt. Lassen Sie Ihr Zwerchfell arbeiten, nicht Ihre Bauchmuskeln. Wiederholen Sie dies zehnmal.

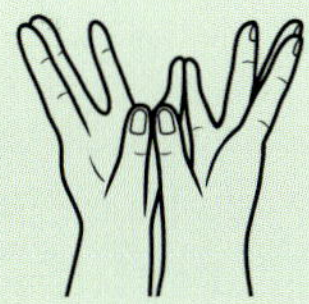

PADMA-MUDRA

Sie können auch das Mantra oder die Affirmation für das Herzchakra (siehe S. 76) wiederholen, während Sie die Mudra halten.

Das Herzchakra
Meditationen und Mantras

ASTROLOGIE

♎

WAAGE

Ein ausgeglichenes Herzchakra nährt den tief verwurzelten Wunsch der Waage nach einer Vielzahl enger, liebevoller Freund- und Partnerschaften.

♉

STIER

Ein ausgeglichenes Herzchakra erdet Stiere in der Wirklichkeit und erinnert sie daran, das zu schätzen, was sie haben.

Meditationen und Mantras, die auf das Herzchakra ausgerichtet sind, öffnen das Herz. Wenn Sie Ihre Aufmerksamkeit auf das Zentrum Ihres Herzens richten, wecken Sie die Selbstakzeptanz und das tief empfundene Mitgefühl für andere. Ihren Herzraum offen zu halten, wird Ihnen die Energie geben, um tiefe Dankbarkeit und Mitgefühl für andere zu entwickeln.

Als Meditationsübung können Sie Affirmationen laut aufsagen und sich dabei auf Ihre Atmung konzentrieren oder für ein paar Minuten in Gedanken ein Mantra wiederholen, während Sie still in Ihrer Meditation verweilen.

Vertiefen und verlangsamen Sie Ihre Atmung, und stellen Sie sich vor, wie ausgleichende Energie in der Mitte Ihrer Brust kreist. Visualisieren Sie vor Ihrem inneren Auge einen grünen Wirbel in Ihrem Herzen. Hier liegt der Ursprung Ihrer Fähigkeit zu lieben und zu heilen. Lassen Sie zu, dass aus dieser Energie ein Gefühl der Dankbarkeit entsteht, das Mitgefühl für Sie selbst und Empathie für andere mit sich bringt.

MANTRA: YAM

Das Yam-Mantra rückt Liebe und Akzeptanz gegenüber sich selbst und anderen in den Fokus. Das Rezitieren des Mantras ruft Ihnen Ihren eigenen Wert ins Bewusstsein und stärkt Ihre Fähigkeit, sich selbst und anderen zu vergeben. Die tiefe Liebe, die sie so in der Lage sind zu empfinden, erleichtert es, die höheren Chakras auszugleichen und zu energetisieren.

AFFIRMATION

„Mein Herzchakra ist mein viertes Energiezentrum, und hier entspringen meine Empathie und mein Mitgefühl für andere. Es ist der Ursprung meiner Fähigkeit, mich selbst und andere zu heilen sowie Liebe zu geben und zu empfangen. Hier wohnt die Weisheit meines Herzens.“

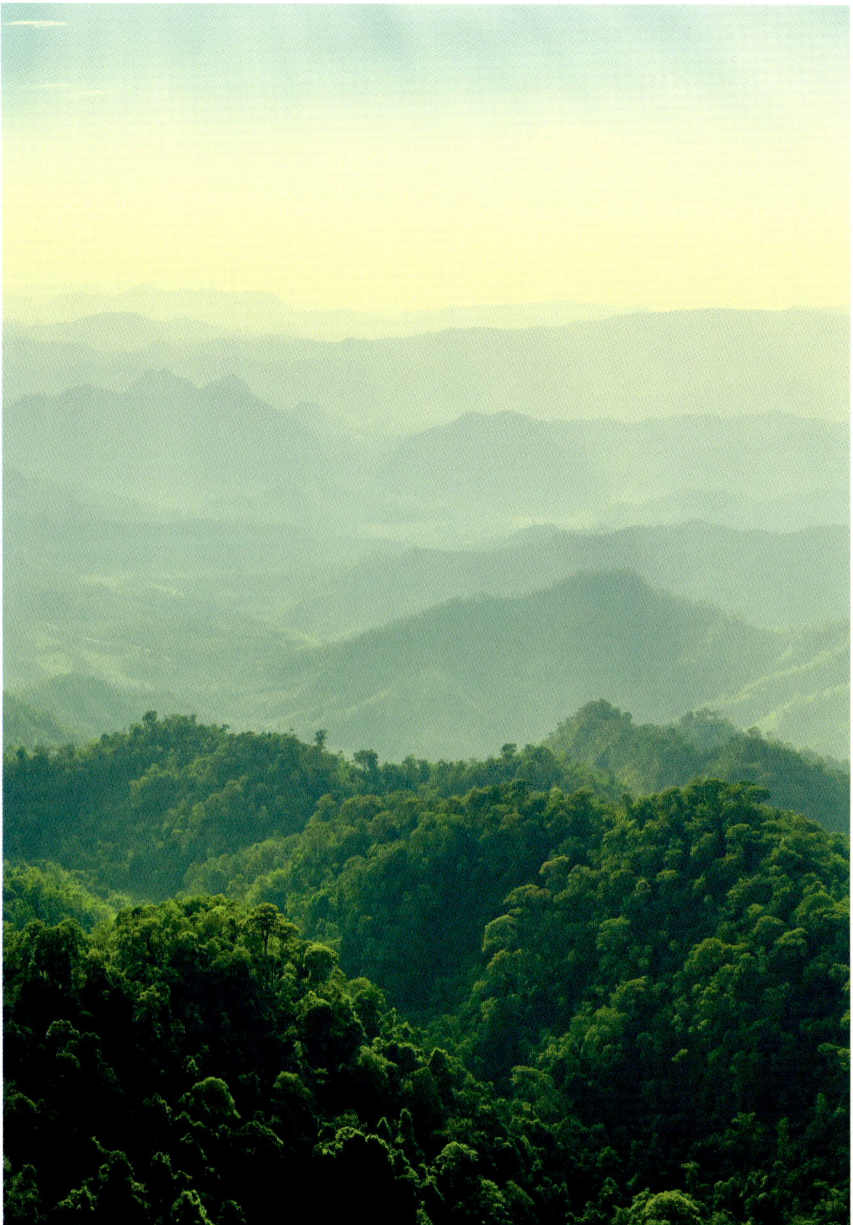

Das Herzchakra
Ernährung

TINKTUREN

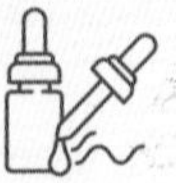

Eine Tinktur aus Weißdornfrüchten stärkt das Herzchakra. Sie kann Selbstliebe fördern und dazu ermutigen, dem eigenen Herzen zu folgen.

Das Herzchakra wird gestärkt durch Kost, die Empathie und Mitgefühl fördert. Im Mittelpunkt stehen grüne Lebensmittel, Gemüse, Gewürze und Tees. Diese Lebensmittel öffnen mit der vitalisierenden Kraft des Blattgemüses unsere Herzen und ermöglichen es uns, Liebe zu geben und zu empfangen. Lebensmittel, die das Herzchakra stärken, erlauben es uns, großzügig und tolerant zu sein und mit unseren Mitmenschen „das Brot zu brechen".

Es empfiehlt sich, die folgenden Lebensmittel in Ihre Ernährung zu integrieren, um das Herzchakra zu stärken und zu aktivieren:

Gemüse: Spinat, Grünkohl, Löwenzahnblätter, Brokkoli, Blumenkohl, Sellerie, Weißkohl, Kürbis

Kräuter: Basilikum, Salbei, Thymian, Koriander, Petersilie, Rosmarin

Getränke: Grüner Tee

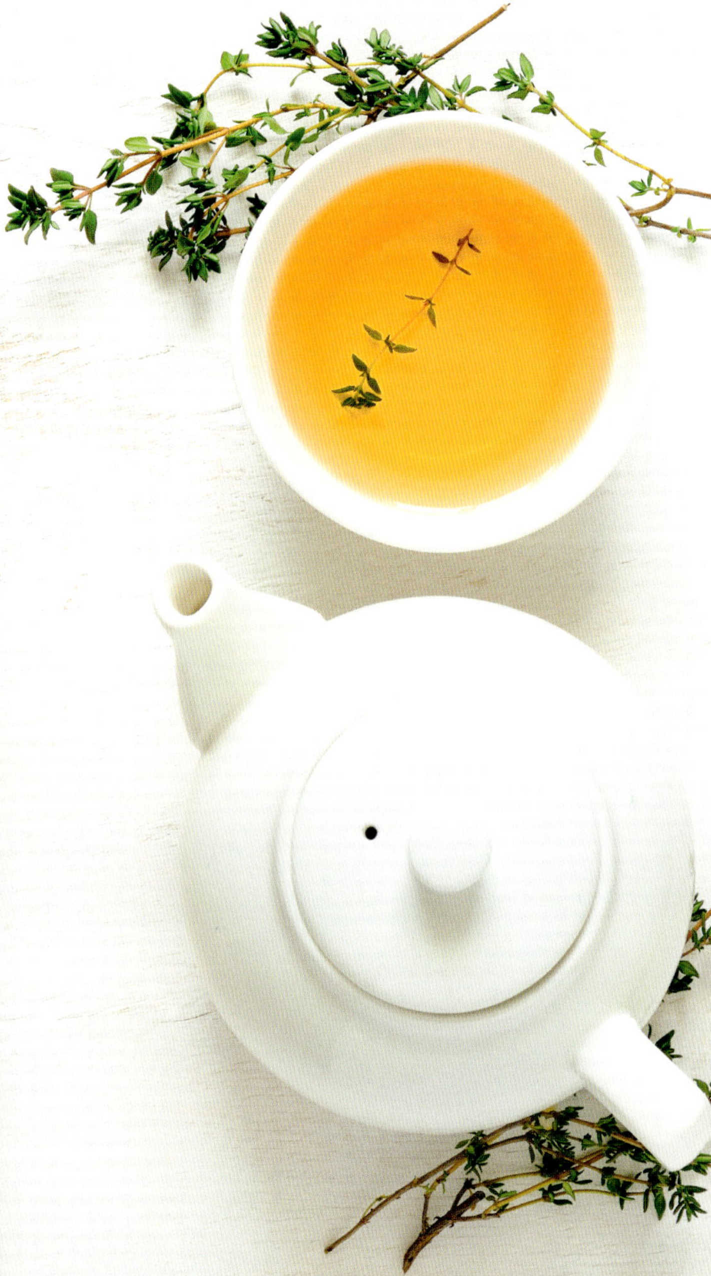

Wählen Sie eines oder mehrere dieser Kräuter zum Ausgleich des Herzchakras aus, und gießen Sie diese mit der heiligen Absicht auf, Durchblutung und Herzfunktion zu stärken. Diese Tees beruhigen und wärmen das Herz und öffnen es für Gefühle der tiefen Dankbarkeit und des Mitgefühls.

- Weißdornfrüchte
- Thymian (im Bild)
- Lavendel
- Basilikum
- Jasmin
- Majoran

Das Herzchakra
Reiki

Reiki-Energie kann dazu beitragen, das Herzchakra ins Gleichgewicht zu bringen. Ihre Intention auf den Puls des Lebens zu fokussieren, verhilft Ihnen zu einem aufgeschlossenen und mitfühlenden Verständnis von Liebe.

Schritt 1

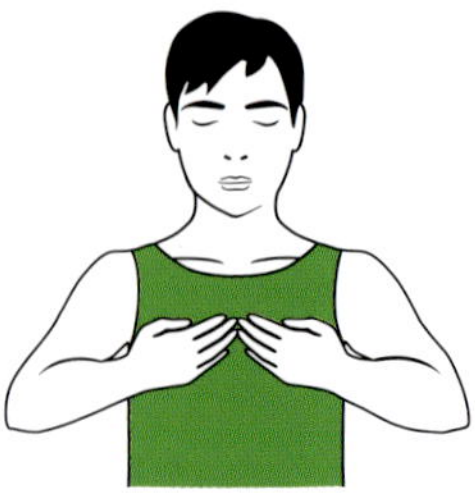

Schritt 2

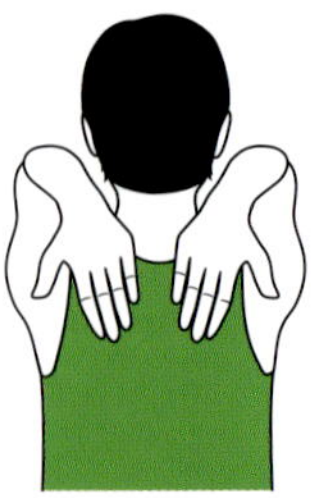

Folgen Sie der Meditation für das Herzchakra (siehe S. 76), und visualisieren Sie den Fluss der universellen Lebensenergie, während Sie die beschriebenen Handpositionen einnehmen. Setzen Sie sich dazu aufrecht auf einen Stuhl, und stellen Sie die Füße flach auf den Boden.

1. Schließen Sie die Augen, und beugen Sie leicht Ihre Finger. Legen Sie Ihre Hände auf Ihre Brust, die Handflächen sind zum Körper gerichtet, und die Spitzen der Mittelfinger berühren sich. Drücken Sie sanft mit den Fingern gegen den mittleren Teil Ihres Brustbeins.
2. Legen Sie Ihre Hände auf den mittleren Teil Ihrer Schultern, die Handflächen zeigen zum Körper und die Fingerspitzen nach unten und zur Wirbelsäule. Drücken Sie sanft mit den Fingern gegen Ihre Schultern.

Halten Sie beide Handpositionen für 2–3 Minuten, und verweilen Sie danach noch einmal für 2–3 Minuten in der Meditation. Lassen Sie Ihren Atem tiefer und langsamer werden, während Sie sich vorstellen, wie die universelle Lebensenergie von Ihren Handflächen zu Ihrer Körpermitte strömt.

Visualisieren Sie einen grünen Wirbel in Ihrem Herzen. Dieser Punkt bildet die Brücke und den Ausgleich zwischen Ihren oberen und unteren Chakras. Ihre Fähigkeit, Mitgefühl und Dankbarkeit zu empfinden, ist hier verwurzelt. Lassen Sie zu, dass aus dieser Energie Mitgefühl mit sich selbst und Empathie für andere erwächst.

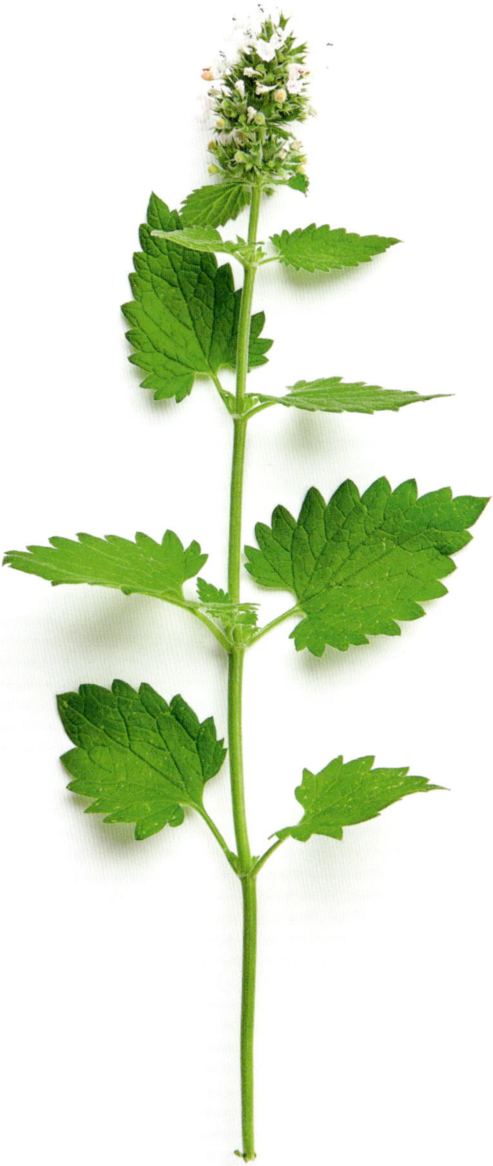

ÄTHERISCHE ÖLE

Die Mischung aus süßen, intensiven Gerüchen und Zitrusdüften öffnet das Herzchakra, sodass Dankbarkeit, Mitgefühl und Vergebung fließen können. Verdünnen Sie insgesamt 1–2 Tropfen von einem oder von mehreren der aufgeführten ätherischen Öle mit 5–6 Tropfen Kokosöl. Tragen Sie das Öl auf Ihre Fußsohlen, den Nacken oder äußerlich auf der Höhe des Herzchakras auf.

- Geranium
- Goldmelisse
- Rose
- Zitronenmelisse (im Bild)

Das Herzchakra
Kristalle

FARBTHERAPIE

GRÜN

Die Frequenz der Farbe Grün korrespondiert mit der Frequenz des Herzchakras. Mit grünen Gegenständen oder grünem Licht lässt sich daher Einfluss auf das Herzchakra nehmen. Grün steht für Liebe und Mitgefühl, die wesentlichen Kräfte, die das Leben antreiben.

Die Schwingungsfrequenz von Herzchakra-Kristallen und die von ihnen erzeugte Resonanz öffnen die Tore für Mitgefühl und Dankbarkeit. Das Herzchakra ist das Chakra der Liebe und der Akzeptanz. Sowohl die energetische Resonanz des Tons F als auch die der Farbe Grün verstärken die Frequenzen der Herzchakra-Kristalle.

Die energetischen Schwingungen der folgenden Kristalle wirken auf das Herzchakra:

- Rosenquarz
- Jade
- Heliotrop
- grüner Kalzit

Um das Herzchakra auszugleichen, wählen Sie einen oder mehrere der aufgelisteten Kristalle. Nehmen Sie die Kristalle in die linke Hand. Folgen Sie der Meditationsübung für das Herzchakra (siehe S. 76) für 3–5 Minuten, um die heilende Energie des Kristalls auf das Energiezentrum des Herzchakras zu übertragen. Visualisieren Sie die Farbe Grün, und lassen Sie nebenbei Musik (Audio- oder Videoaufnahmen) laufen, die den Ausgleich des Herzchakras fördert, während Sie meditieren.

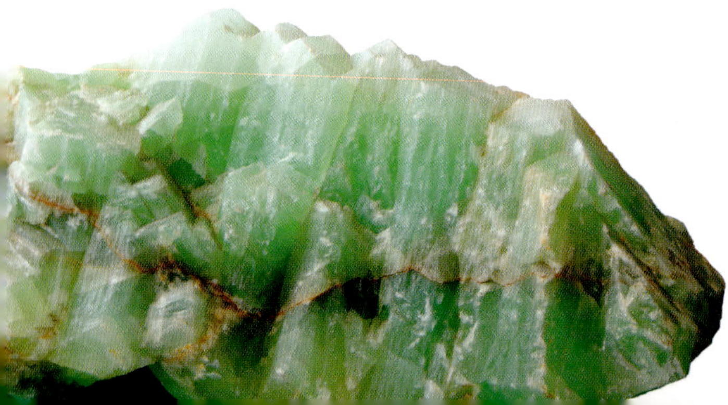

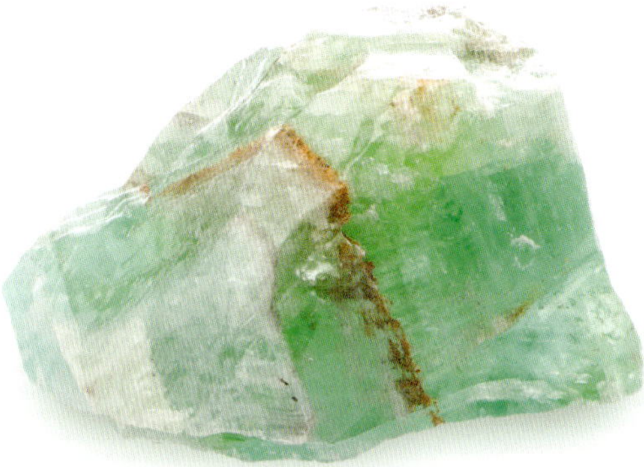

KLANGTHERAPIE

TON F

Klangschalen aus Kristall oder Metall sowie Stimmgabeln und Gongs, die ein F erzeugen, können in Kombination mit Kristallen eingesetzt werden, um das Herzchakra auszugleichen. Der Ton F stärkt das Mitgefühl und die Güte.

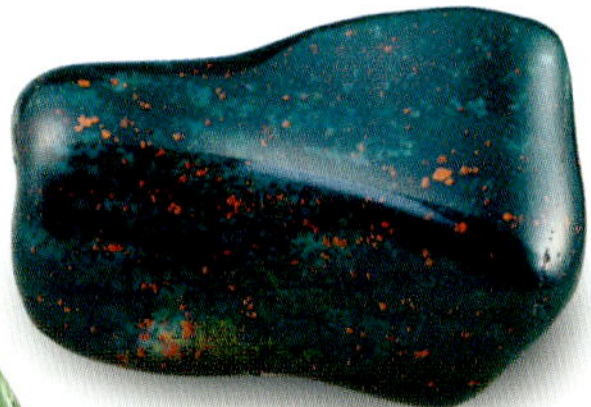

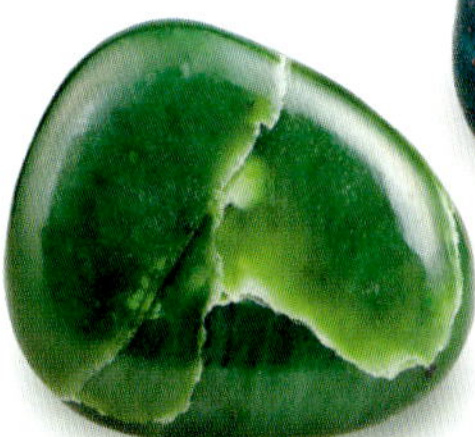

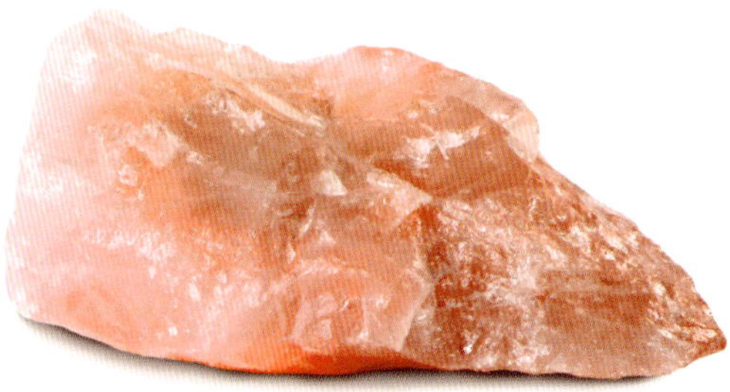

Empfohlene Kristalle: Grüner Kalzit, Heliotrop, Jade und Rosenquarz (in der Abbildung von oben nach unten) zählen zu den Kristallen, die zum Heilen und Lösen von Blockaden des Herzchakras eingesetzt werden. Um herauszufinden, welche Kristalle bei Ihnen die beste Wirkung erzielen, probieren Sie verschiedene aus und vertrauen Sie auf Ihre Intuition.

Das Halschakra

Das Halschakra (Vishuddha) ist das fünfte von sieben Chakras und das erste der drei spirituellen Chakras. Es ist die Energiequelle Ihres „Sprachrohrs“ und steuert Ihre Fähigkeit, sich der Welt mitzuteilen.

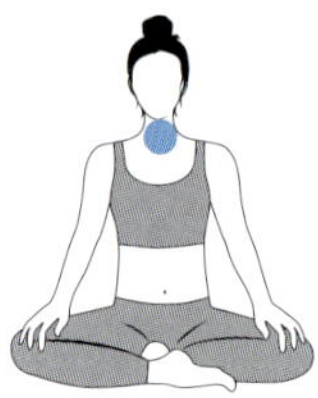

HALSCHAKRA

Das Halschakra befindet sich in der Mitte des Halses zwischen Kehle und Wirbelsäule.

Das Halschakra ist der Ursprung Ihres Selbstausdrucks. Dieses Energiezentrum verleiht Ihnen die Macht der Kommunikation. Es hat die Aufgabe, zwischen den Gedanken des Geistes und den Gefühlen des Herzens zu vermitteln. Es lässt Sie wissen, wann Sie sprechen und wann Sie zuhören sollten. Wenn es richtig entwickelt ist, sind Sie in der Lage, Ihre Gedanken und Gefühle mit anderen zu teilen und sich ein Leben aufzubauen, das mit Liebe erfüllt ist. In Ihrer Verbindung mit anderen Menschen – im Austausch mit ihnen und zu gegenseitiger Inspiration – offenbart sich Ihre Wahrheit und Wahrhaftigkeit.

Das Halschakra überträgt nach der Ayurveda-Lehre Ihre Gefühle und Emotionen in Worte und verbindet Sie über das fünfte der fünf Tattvas – das Element Äther – mit der spirituellen Welt.

Diesem Chakra werden die Farbe Hellblau und das Symbol des sechzehnblättrigen Lotus zugeordnet.

GLEICHGEWICHT / UNGLEICHGEWICHT

Ein ausgeglichenes fünftes Chakra verleiht Ihnen Selbstbewusstsein, und Sie fühlen sich von der Außenwelt verstanden und wahrgenommen. Das gibt Ihnen den Freiraum zur vollen Selbstentfaltung.

Ein Ungleichgewicht im fünften Chakra kann dazu führen, dass es Ihnen schwerfällt oder Sie gar nicht in der Lage sind, Ihre Wahrheit auszusprechen. Sie denken sich womöglich Dinge aus, um nicht die Wahrheit sagen zu müssen. Vielleicht fühlen Sie sich abgeschottet und zum Schweigen gebracht und wissen nicht, wie Sie sich ausdrücken sollen, weil Ihnen in der Vergangenheit gesagt wurde, dass Sie still sein sollen. Sie fühlen sich folglich „nicht gehört“. Die daraus resultierende Angst kann dazu führen, dass Sie sich isoliert und unsichtbar vorkommen.

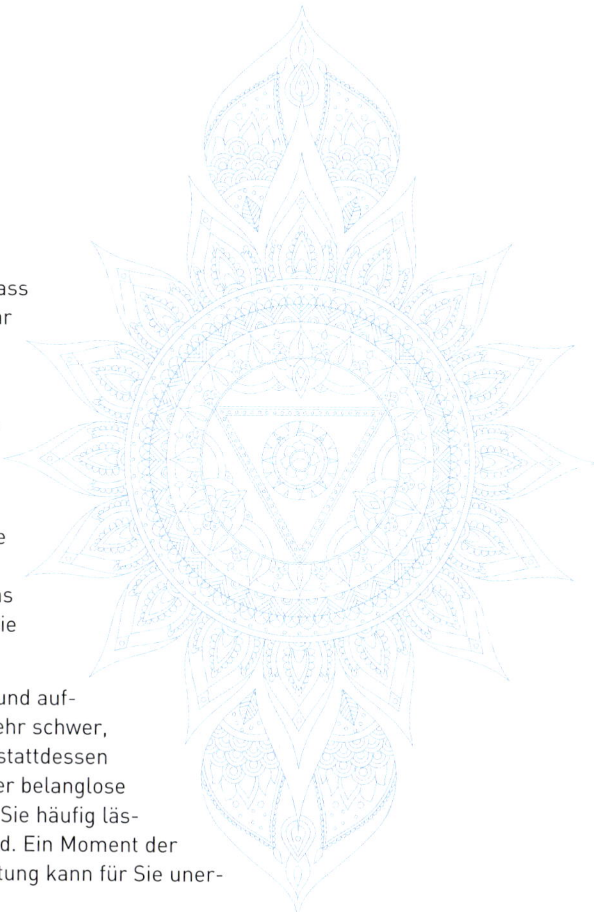

Ist das Halschakra überaktiv, dann sprechen Sie Dinge aus, bevor Sie Gelegenheit hatten, über sie nachzudenken. Sie sind womöglich sehr erfinderisch bei dem Versuch, andere hinters Licht zu führen, und sind überzeugt, dass alles, was Sie sagen, wahr ist, solange Sie nicht wirklich lügen.

Sie sind möglicherweise laut und aufdringlich, und es fällt Ihnen sehr schwer, innezuhalten und zuzuhören, stattdessen reden Sie ununterbrochen über belanglose Dinge. Es kann gut sein, dass Sie häufig lästern und ein Besserwisser sind. Ein Moment der Stille während einer Unterhaltung kann für Sie unerträglich sein.

Ist das Halschakra unteraktiv, sind Sie möglicherweise sehr schüchtern, haben Angst davor, in der Öffentlichkeit zu sprechen und sind nicht in der Lage, ein Gespräch unter vier Augen zu führen. Es kommt vor, dass Sie eine Idee teilen möchten, jedoch nicht den Mut aufbringen, sie auszusprechen. Wenn Sie dann etwas sagen, sind Sie womöglich unsicher und zurückhaltend und haben Schwierigkeiten, Ihre Gedanken, Ideen und Gefühle in Worte zu fassen. Letztendlich fühlen Sie sich missverstanden und ungehört.

Das Halschakra und der physische Körper

BEZUG ZUM KÖRPER

- Kiefer
- Mund
- Kehlkopf
- Luftröhre
- Hals
- Nacken
- Hirnstamm

BEZUG ZUM HORMONELLEN SYSTEM

Schilddrüse: Sie reguliert die Körpertemperatur und den Stoffwechsel.

Die wichtigsten mit dem Halschakra verbundenen Organsysteme sind:

- **Atmungssystem:** Hals, Rachen, Luftröhre
- **Herz-Kreislauf-System:** Halsschlagadern, Halsvenen
- **Nervensystem:** Kleinhirn, Rückenmark, Vagusnerv, vegetatives Nervensystem
- **Bewegungsapparat:** Zunge, Trapezmuskel, Zungenbein, Halswirbel
- **Hormonsystem:** Schilddrüse
- **Verdauungssystem:** Mund, Zähne, Speicheldrüsen, Kehldeckel, Speiseröhre
- **Immunsystem:** Schilddrüse, Gaumenmandeln, Lymphgefäße, Lymphknoten, Rachenmandeln

Das Halschakra befindet sich in der Mitte des Halses in der Nähe der Halswirbel und beeinflusst Mund, Kiefer, Zähne, Zunge, Hals, Ohrtrompete, Kehlkopf, Kehldeckel und die Halswirbel. Hier wird alles, was dem Körper zugeführt wird, kontrolliert und reguliert. Die Prozesse des Essens, Atmens, Schluckens, Schmeckens und Sprechens laufen alle mit viel Präzision und relativ geringem bewussten Aufwand ab.

Das Halschakra versorgt das Tor zum Atmungs- und Verdauungssystem mit Energie. Ein ausgeglichenes Halschakra trägt dazu bei, dass die Nahrung so in den Körper gelangt, dass ihre Nährstoffe auch richtig verwertet werden können. Je nachdem, ob dem Körper Nahrung oder Luft zugeführt wird, öffnet oder schließt der Kehldeckel entweder die Luftröhre oder die Speiseröhre. Der Kehlkopf ist das Instrument, mit dem wir uns durch Sprechen, Singen, Summen und sogar Schreien ausdrücken können.

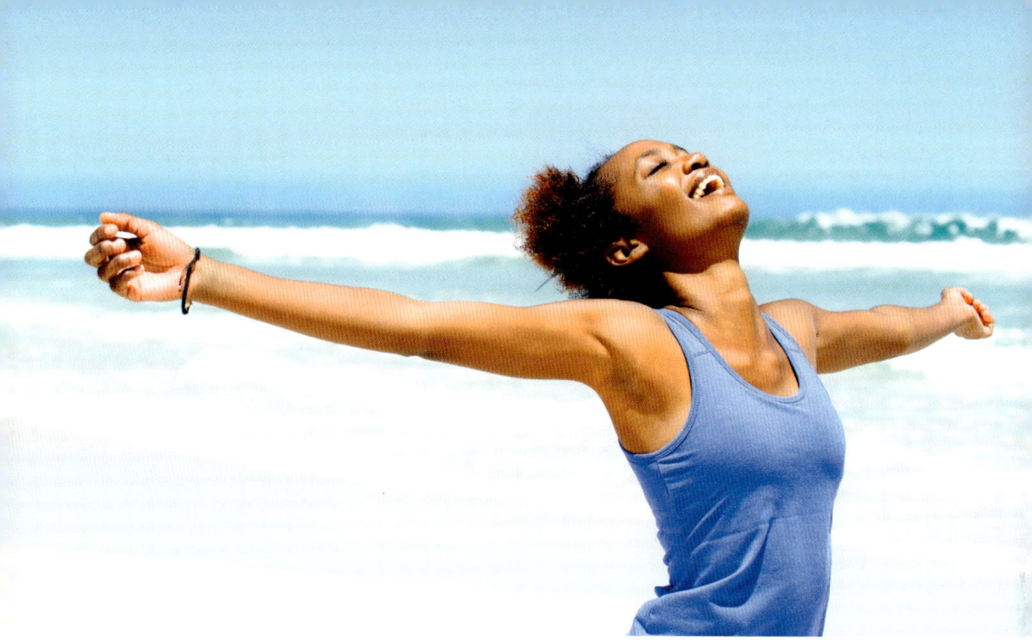

Ein ausgeglichenes Halschakra stellt sicher, dass die Pforte zur Außenwelt geöffnet ist und klare Kommunikation sowie die Aufnahme von Luft und Nahrung erfolgen können. Ein energiegeladenes und vitales Halschakra unterstützt die Aufnahme lebensnotwendiger Stoffe und hilft Ihnen dabei, Ihre Wahrheit zu erkennen und auszusprechen.

DIE SCHILDDRÜSE UND DAS HALSCHAKRA

Ein ausgeglichenes Halschakra unterstützt die Schilddrüse bei der Bildung von Hormonen, die den Stoffwechsel aller Körperzellen steuern. Thyroxin (T4) und Triiodthyronin (T3) sind die wichtigsten Schilddrüsenhormone. T3 ist das aktive Hormon, das beeinflusst, wie der Körper die Nährstoffe in den Zellen verstoffwechselt. T4 dient als Vorstufe für T3 und kann bei Bedarf in dieses umgewandelt werden. Die Schilddrüse arbeitet mit der Hypophyse und dem Hypothalamus zusammen, um die Produktion von T3 und T4 anzuregen oder zu hemmen. Dieses empfindliche Gleichgewicht muss aufrechterhalten werden, damit die Kalorien in den Zellen effizient verbrannt werden können. Eine gesunde und aktive Schilddrüse sorgt auf der Zellebene für die optimale Steuerung des Körpergewichts und des Gesamtenergieniveaus.

Das Halschakra
Ayurveda und Kundalini

KOBRAHALTUNG

Schritt 2

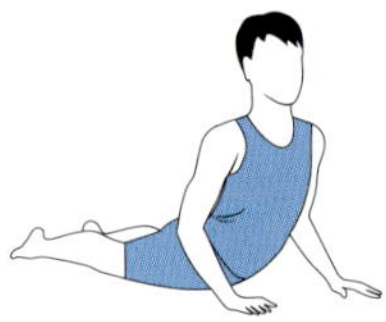

Das Halschakra ist das erste der spirituellen Energiezentren, die das obere Dreieck des Kundalini-Energieflusses bilden. Die Energien des unteren Dreiecks laufen hier zusammen und werden hier zum Ausdruck gebracht. Dieses Energiezentrum ist nach der Ayurveda-Lehre mit dem fünften Tattva – dem Element Äther – verbunden und liegt an der Stelle im Hals, an der sich die Nadis – die Energiekanäle – kreuzen. Ein aufgerichteter, flexibler und beweglicher Hals macht den Weg frei für eine bedeutsame Kommunikation.

Die folgenden Kundalini-Yogaübungen kräftigen das Halschakra. Mit der entsprechenden Mudra zu meditieren, hilft dabei, das Halschakra zu reinigen und zu öffnen.

KOBRAHALTUNG

Wiederholen Sie die gesamte Bewegungsabfolge zweimal, machen Sie dazwischen Pausen, und atmen Sie langsam und tief für 1–2 Minuten.

1. Legen Sie sich auf den Bauch, und legen Sie Ihre Hände unter den Schultern flach auf die Matte.
2. Ihre Fußrücken, Beine und Ihr Becken berühren die Matte. Atmen Sie langsam ein, während Sie Ihr Becken sanft in die Matte drücken, um Ihren unteren Rücken zu schützen. Heben Sie Ihren Oberkörper aus der Kraft des oberen Rückens an. Die Ellbogen bleiben leicht gebeugt, und der Kopf zieht Richtung Decke.
3. Richten Sie den Blick geradeaus, und spüren Sie die Länge in Ihrer Wirbelsäule, während Sie die Schultern nach unten, nicht nach hinten ziehen. Atmen Sie sanft aus, und bringen Sie den Oberkörper wieder zurück zur Matte.
4. Wiederholen Sie die Übung zehnmal, und atmen Sie bei jeder Aufwärtsbewegung tief ein und bei jeder Abwärtsbewegung vollständig aus.

SCHULTERN HEBEN UND SENKEN

Wiederholen Sie die gesamte Bewegungsabfolge zweimal, machen Sie dazwischen eine einminütige Pause, und atmen Sie langsam und tief.

1 Setzen Sie sich mit geradem Rücken in den Schneidersitz, und umfassen Sie Ihre Knie mit den Händen.

2 Ziehen Sie beim Einatmen Ihre Schultern nach oben zu den Ohren (A), und lassen Sie sie beim Ausatmen wieder sinken (B). Heben und senken Sie weiterhin Ihre Schultern beim Ein- und Ausatmen, und steigern Sie langsam die Geschwindigkeit.

3 Setzen Sie die Bewegung in einem für Sie angenehmen Rhythmus für 1–2 Minuten fort.

SCHULTERN HEBEN UND SENKEN

Schritt 2A

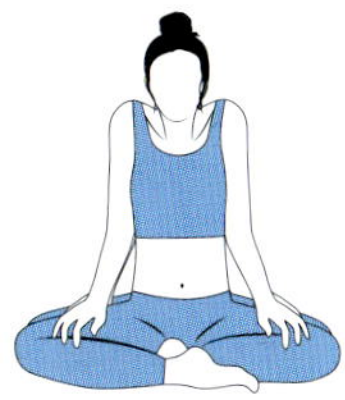

Schritt 2B

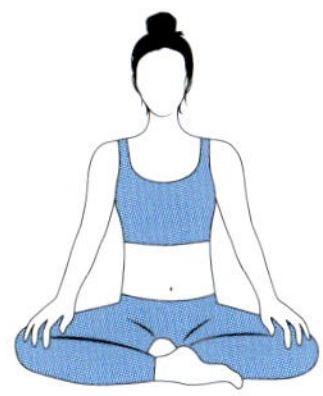

VISHUDDHA-MUDRA

Verweilen Sie in der Mudra, und meditieren Sie für mindestens 2–3 Minuten und höchstens für 10 Minuten.

1 Setzen Sie sich mit geradem Rücken in den Schneidersitz, und verschränken Sie die Finger wie gezeigt ineinander. Legen Sie die Kuppen Ihrer Daumen aneinander, und strecken Sie die Daumen nach oben, sodass Daumen und Zeigefinger einen Kreis bilden.

2 Halten Sie die Hände in der Mudra auf Höhe des Bauchnabels vor den Körper, und konzentrieren Sie sich auf Ihren Atem. Atmen Sie 5 Sekunden lang langsam ein, halten Sie den Atem für 5 Sekunden an, und atmen Sie dann 5 Sekunden lang aus. Der Bauch bleibt entspannt. Wiederholen Sie dies zehnmal.

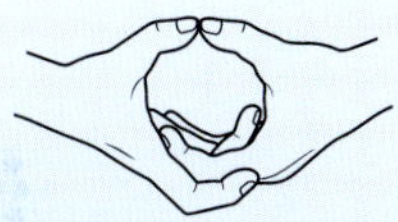

VISHUDDHA-MUDRA

Sie können auch das Mantra oder die Affirmation für das Halschakra (siehe S. 90) wiederholen, während Sie die Mudra halten.

Das Halschakra
Meditationen und Mantras

ASTROLOGIE

♓

ZWILLINGE

Ein ausgeglichenes Halschakra kommt dem Wunsch des Zwillings entgegen, sich von seiner Umwelt verstanden und gesehen zu fühlen.

♍

JUNGFRAU

Ein ausgeglichenes Halschakra ermöglicht es der Jungfrau, ihre Wünsche auszusprechen und wahr zu machen.

Meditationen und Mantras, die auf das Halschakra ausgerichtet sind, helfen Ihnen dabei, das nötige Selbstbewusstsein zur vollkommenen Selbstentfaltung aufzubauen. Wenn Sie Ihre volle Aufmerksamkeit auf die Mitte Ihres Halses richten, stärken Sie die Verbindung, die Ihre Stimme zwischen Ihnen und der Welt um Sie herum herstellt. Belegen Sie Ihr Halschakra mit der Intention, Sie mit der nötigen Energie zu versorgen, um andere zu sehen und von anderen gesehen zu werden.

Als Meditationsübung können Sie Affirmationen laut aufsagen und sich dabei auf Ihre Atmung konzentrieren oder für ein paar Minuten in Gedanken ein Mantra wiederholen, während Sie still in Ihrer Meditation verweilen.

Vertiefen und verlangsamen Sie Ihre Atmung, und stellen Sie sich vor, wie ausgleichende Energie in der Mitte Ihres Halses kreist. Visualisieren Sie vor Ihrem inneren Auge einen hellblauen Wirbel im Halsbereich. Lassen Sie zu, dass diese Energie Ihnen die Kraft gibt, sich klar und selbstbewusst auszudrücken.

MANTRA: HAM

Das Mantra Ham öffnet die Kommunikationskanäle, sowohl auf körperlicher als auch auf spiritueller Ebene. Das Rezitieren des Ham-Mantras bei der Meditation befähigt Sie dazu, sich klar zu artikulieren, wenn Sie mit anderen kommunizieren oder Wünsche ans Universum richten. Es ermöglicht Ihnen, sich überzeugend und klar auszudrücken, wenn Sie Ihre Gedanken im Gespräch oder vor Publikum mit anderen teilen.

AFFIRMATION

„Mein Halschakra ist mein fünftes Energiezentrum, es ermöglicht mir bedeutungsvolle Kommunikation mit anderen. Es ist der Ursprung des Ausdrucks meines Selbsts und ermöglicht es mir, meine Gaben mit der Welt zu teilen."

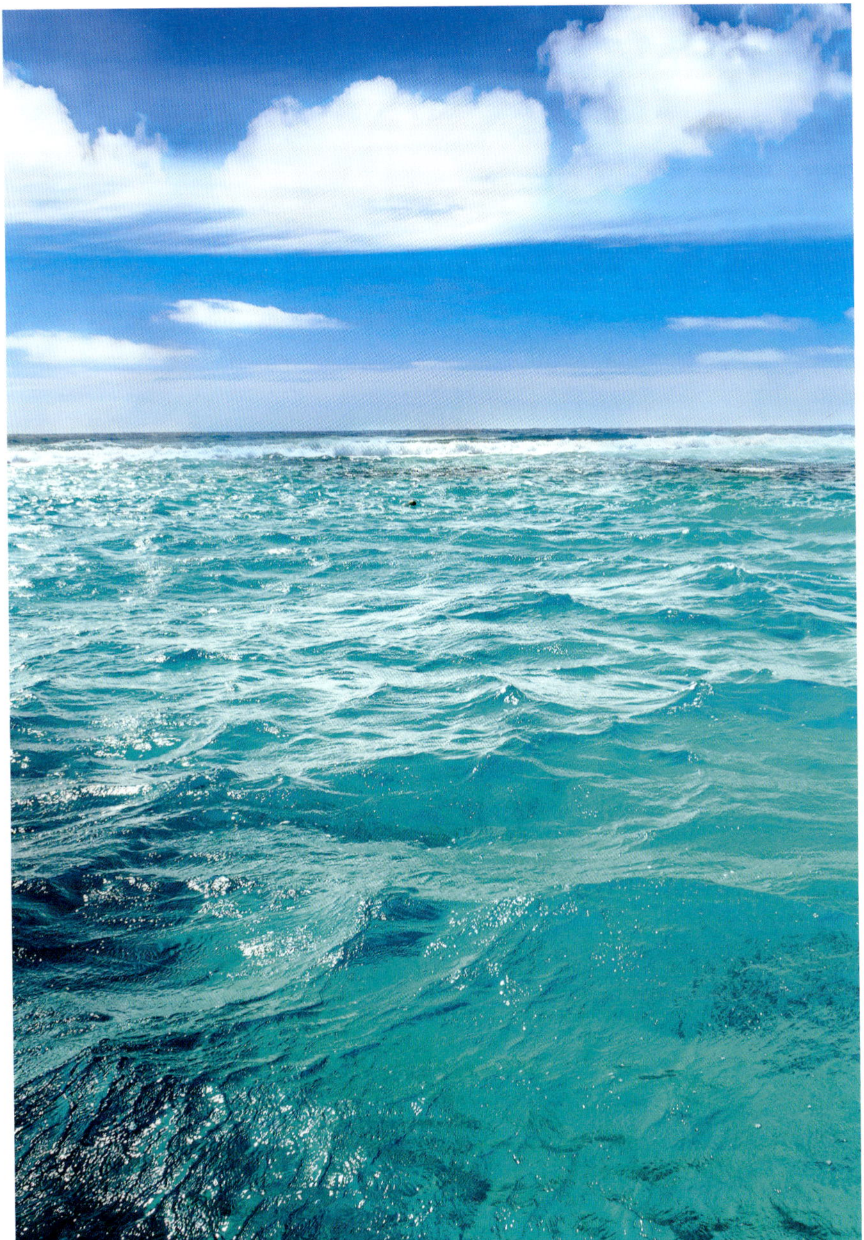

Das Halschakra
Ernährung

TINKTUREN

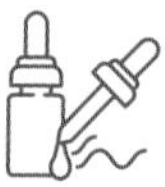

Eine Tinktur aus den Blüten des Rotklees stärkt das Halschakra und kann dabei helfen, gefangene Energie freizusetzen.

Das Halschakra wird gestärkt durch Kost, die Energie spendet und eine Geschmacksvielfalt bietet, in der sich unser komplexes Wesen widerspiegelt. Der natürliche Zucker in süßen Früchten, die Säure von Zitrusfrüchten und salzige Gewürze wirken anregend und fördern klare Kommunikation. Der Verzehr von Lebensmitteln, die das Halschakra stärken, erleichtert es, sich in sozialen Situationen herzlich und aufmerksam zu verhalten.

Es empfiehlt sich, die folgenden Lebensmittel in Ihre Ernährung zu integrieren, um das Halschakra zu stärken und zu aktivieren:

Obst: Zitronen, Limetten, Grapefruits, Kiwis, Äpfel, Birnen, Pflaumen, Pfirsiche, Aprikosen

Kräuter / Gewürze: Meersalz, Zitronengras

Getränke: Wasser, Säfte mit 100 % Fruchtgehalt (ohne Zuckerzusatz), Kräutertee

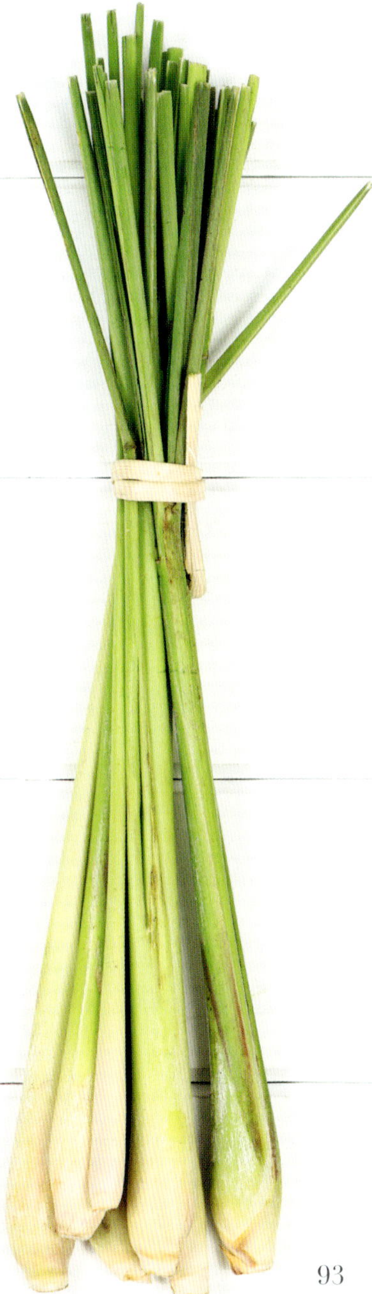

Wählen Sie eines oder mehrere dieser Kräuter zum Ausgleich des Halschakras aus, und gießen Sie diese mit der heiligen Absicht auf, die Gesundheit Ihrer Atemwege und klare Kommunikation zu stärken. Diese Tees öffnen den Halsbereich und kräftigen Ihren Atem, sodass Sie bedeutungsvoll mit anderen kommunizieren können.

- Salbei
- Zitronengras (im Bild)
- Königskerze

Das Halschakra
Reiki

Reiki-Energie kann dazu beitragen, das Halschakra ins Gleichgewicht zu bringen. Ihre Intention auf Ihre Fähigkeit zu richten, Ideen mit anderen zu teilen, wird Ihnen das Selbstvertrauen geben, alle Ihre Projekte und Ziele zu realisieren.

Schritt 1

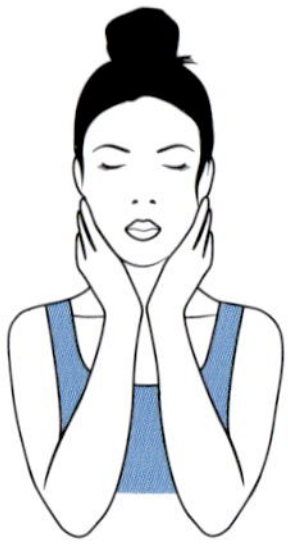

Folgen Sie der Meditation für das Halschakra (siehe S. 90), und visualisieren Sie den Fluss der universellen Lebensenergie, während Sie die beschriebenen Handpositionen einnehmen. Setzen Sie sich dazu aufrecht auf einen Stuhl, und stellen Sie die Füße flach auf den Boden.

1 Schließen Sie die Augen, und beugen Sie leicht Ihre Finger. Legen Sie Ihre Hände von vorne auf Ihren Hals, die Handwurzeln berühren einander. Schieben Sie Ihre Hände unter den Kiefer.

Schritt 2

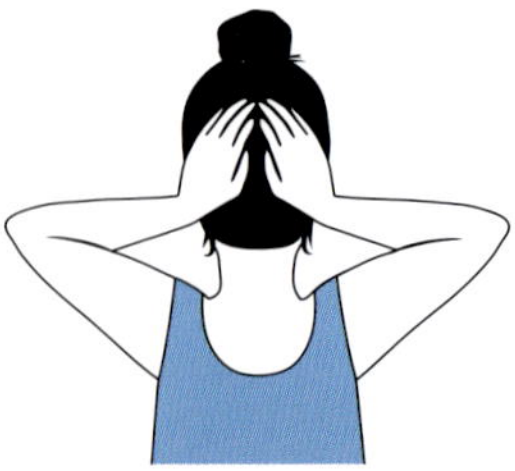

2 Schließen Sie die Augen, und bringen Sie Ihre Hände zum Hinterkopf. Die Zeige- und Mittelfinger der Hände berühren einander. Halten Sie Ihre Hände mit etwas Abstand über Ihren unteren Hinterkopf.

Halten Sie beide Handpositionen für 2–3 Minuten, und verweilen Sie danach noch einmal für 2–3 Minuten in der Meditation. Lassen Sie Ihren Atem tiefer und langsamer werden, während Sie sich vorstellen, wie die universelle Lebensenergie von Ihren Handflächen in die Mitte Ihres Halses fließt.

Visualisieren Sie einen hellblauen Wirbel zwischen Kehle und Wirbelsäule. Hier sitzt das Sprachrohr Ihres Selbstausdrucks. Ihre Fähigkeit, mit anderen zu kommunizieren, entspringt hier. Lassen Sie zu, dass diese Energie Sie dazu befähigt, sich klar und selbstbewusst auszudrücken.

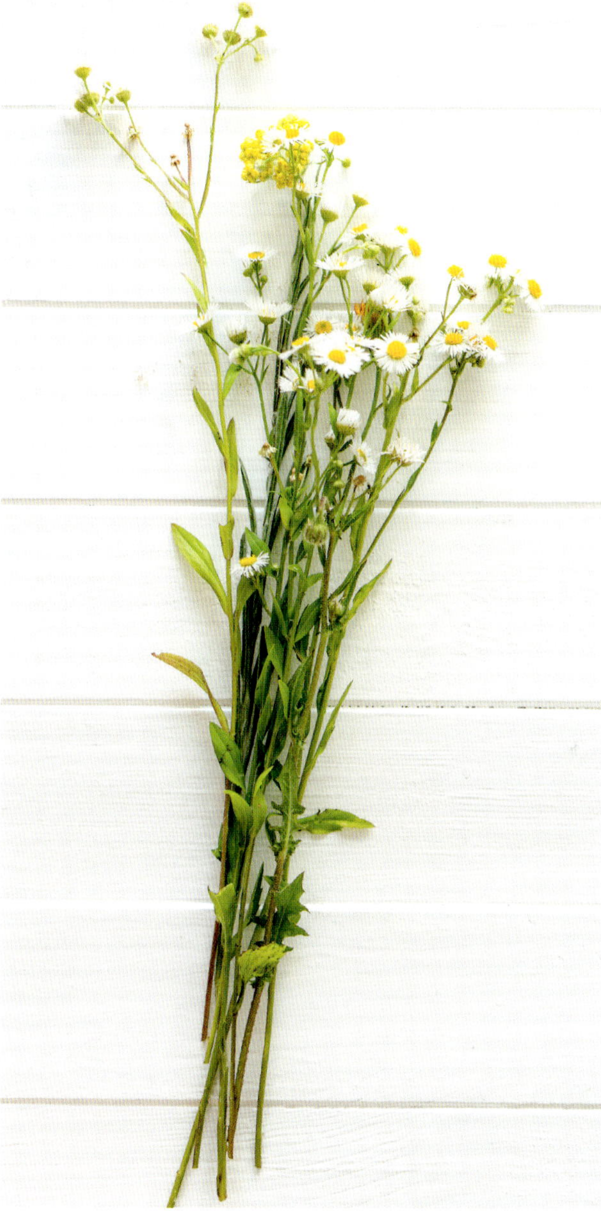

ÄTHERISCHE ÖLE

Kombinieren Sie beruhigende, reinigende, warme und heitere Gerüche, um Ihr Halschakra zu öffnen und klares Sprechen und aufmerksames Zuhören zu fördern. Verdünnen Sie insgesamt 1–2 Tropfen von einem oder von mehreren der aufgeführten ätherischen Öle mit 5–6 Tropfen Kokosöl. Tragen Sie das Öl auf Ihre Fußsohlen, den Nacken oder äußerlich auf der Höhe des Halschakras auf.

- Pfefferminze
- Echte Kamille (im Bild)
- Salbei
- Geranium
- Myrrhe
- Sandelholz

Das Halschakra
Kristalle

Die Schwingungsfrequenz von Halschakra-Kristallen und die von ihnen erzeugte Resonanz fördern eine kraftvolle kommunikative Energie. Das Halschakra steht für klaren Selbstausdruck und das Teilen von Ideen. Sowohl die energetische Resonanz des Tons G als auch die der Farbe Hellblau verstärken die Frequenzen der Halschakra-Kristalle.

Die energetischen Schwingungen der folgenden Kristalle wirken auf das Halschakra:

- Aquamarin
- Türkis
- Lapislazuli
- blauer Topas

Um das Halschakra auszugleichen, wählen Sie einen oder mehrere der aufgelisteten Kristalle. Nehmen Sie die Kristalle in die linke Hand. Folgen Sie der Meditationsübung für das Halschakra (siehe S. 90) für 3–5 Minuten, um die heilende Energie des Kristalls auf das Energiezentrum des Halschakras zu übertragen. Visualisieren Sie die Farbe Hellblau, und lassen Sie nebenbei Musik (Audio- oder Videoaufnahmen) laufen, die den Ausgleich des Halschakras fördert, während Sie meditieren.

FARBTHERAPIE

HELLBLAU

Die Frequenz der Farbe Hellblau korrespondiert mit der Frequenz des Halschakras. Mit hellblauen Gegenständen oder hellblauem Licht lässt sich daher Einfluss auf das Halschakra nehmen. Hellblau steht für ruhige, klare und selbstsichere Kommunikation.

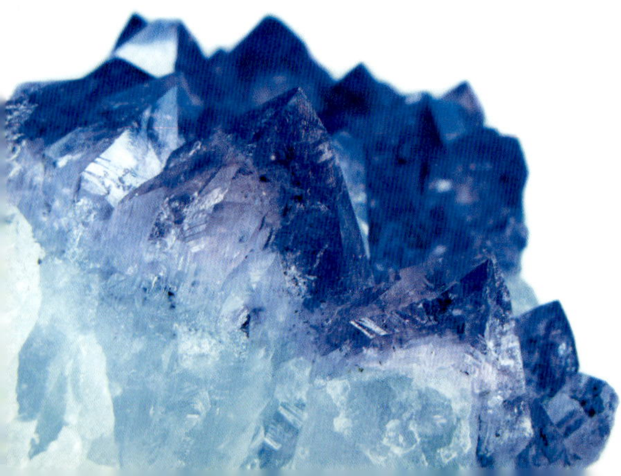

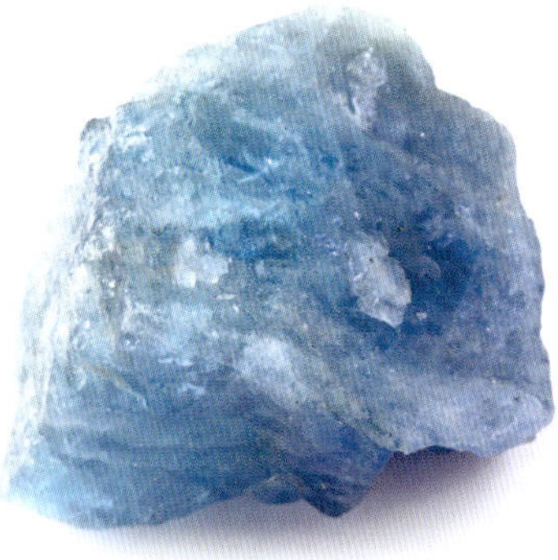

KLANGTHERAPIE

TON G

Klangschalen aus Kristall oder Metall sowie Stimmgabeln und Gongs, die ein G erzeugen, können in Kombination mit Kristallen eingesetzt werden, um das Halschakra auszugleichen. Der Ton G vermittelt das Gefühl, gesehen und verstanden zu werden.

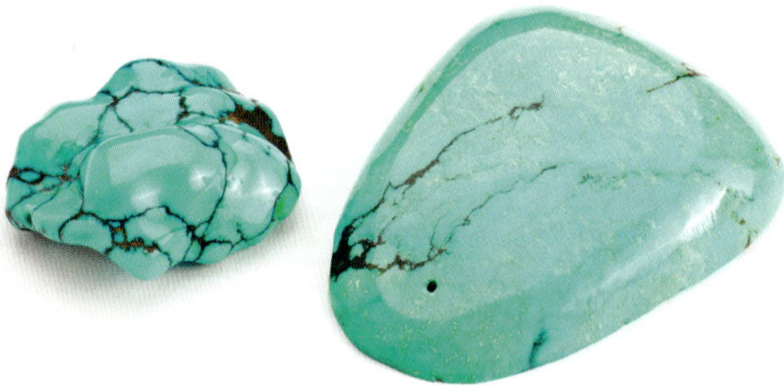

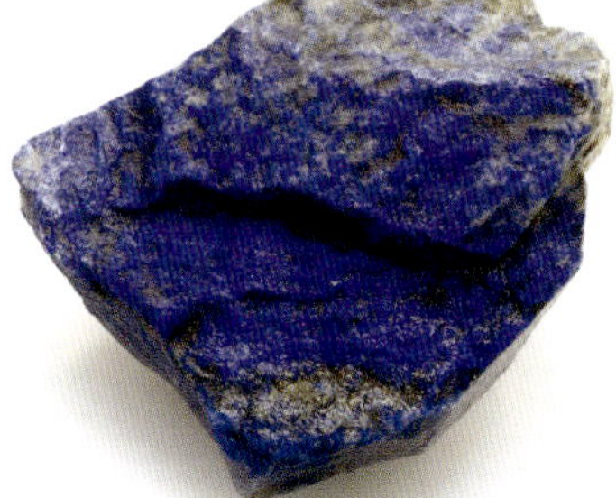

Empfohlene Kristalle: Aquamarin, Türkis und Lapislazuli (in der Abbildung von oben nach unten) zählen zu den Kristallen, die zum Heilen und Lösen von Blockaden des Halschakras eingesetzt werden. Um herauszufinden, welche Kristalle bei Ihnen die beste Wirkung erzielen, probieren Sie verschiedene aus und vertrauen Sie auf Ihre Intuition.

Das Stirnchakra

Das Stirnchakra (Ajna) ist das sechste von sieben Chakras und das zweite der drei spirituellen Chakras. Hier entspringen Erkenntnis und Intuition. Es bildet das Tor zum höheren Bewusstsein.

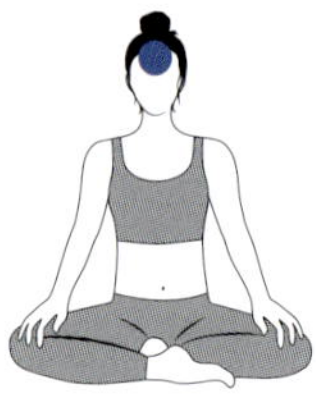

STIRNCHAKRA

Das Stirnchakra befindet sich etwas oberhalb der Augenbrauen in der Mitte der Stirn.

Das Stirnchakra sieht über die physische Welt hinaus. Dieses Energiezentrum gibt Ihnen die Fähigkeit zur Introspektion. Seine Aufgabe ist es, Ihnen Ihre höchste Wahrheit zu offenbaren und Ihnen Vertrauen in sich selbst zu schenken. Es befähigt Sie, Situationen in einem größeren Zusammenhang zu sehen und emotionale Intelligenz auszubilden. Wenn es richtig entwickelt ist, erschließt sich Ihnen ein klareres Gesamtbild, und Sie können Ihre Optionen besser abwägen und wirksamere Entscheidungen treffen.

Das Stirnchakra ist nach der Ayurveda-Lehre mit allen fünf Tattvas verbunden und zeigt Zusammenhänge auf, indem es das Gesehene zusammen mit dem Ungesehenen offenbart. Diesem Chakra wird die Farbe Indigoblau zugeordnet, und es wird symbolisiert durch einen Kreis, der links und rechts von einem Blütenblatt flankiert wird.

GLEICHGEWICHT / UNGLEICHGEWICHT

Ein ausgeglichenes sechstes Chakra bringt Ihnen die nötige Klarheit und das Bewusstsein, das Ihnen Einsicht in Ihre Vergangenheit, Gegenwart und Zukunft gewährt.

Ein Ungleichgewicht im sechsten Chakra kann dazu führen, dass Sie engstirnig sind und es Ihnen an der nötigen Klarheit mangelt, um Entscheidungen zu treffen. Sie lassen möglicherweise offensichtliche Fakten außer Acht und sind nicht in der Lage, sich auf Ihr Ziel zu konzentrieren. Sie wirken auf andere möglicherweise verwirrt oder abwesend, ohne dass es Ihnen bewusst ist. Ihr Mangel an Selbsterkenntnis kann Ihre Fähigkeit, sich in andere hineinzuversetzen, beeinträchtigen.

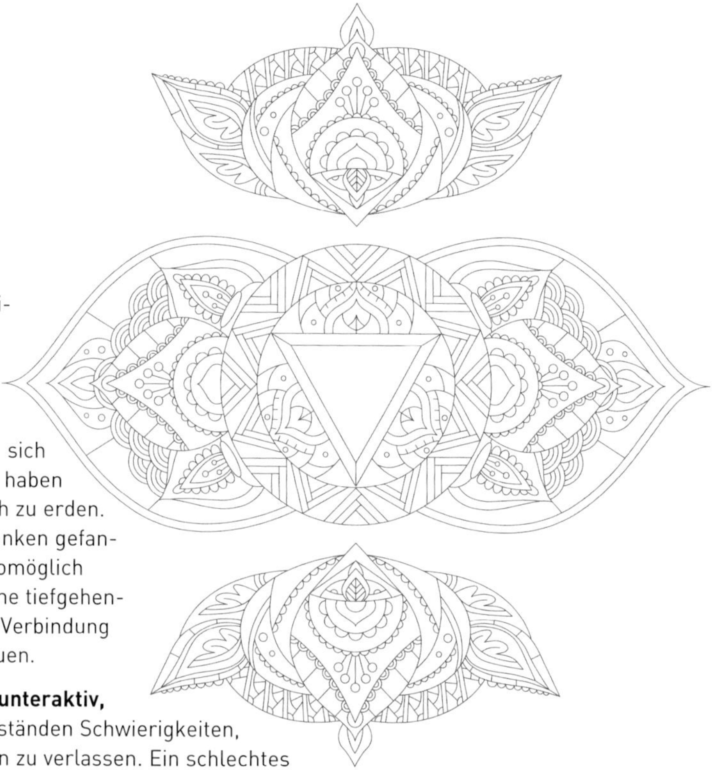

Ist das Stirnchakra überaktiv, kann das zu Albträumen, Visionen oder psychischer Belastung führen. Sie leiden möglicherweise unter geistiger Verwirrung, zerbrechen sich häufig den Kopf und haben Schwierigkeiten, sich zu erden. Da Sie in Ihren Gedanken gefangen sind, sind Sie womöglich nicht in der Lage, eine tiefgehende und bedeutsame Verbindung zu anderen aufzubauen.

Ist das Stirnchakra unteraktiv, haben Sie unter Umständen Schwierigkeiten, sich auf Ihre Intuition zu verlassen. Ein schlechtes Gedächtnis und Orientierungslosigkeit können dazu führen, dass Sie den Pfad, auf dem Sie sich befinden, oder die Richtung, die Sie in Ihrem Leben eingeschlagen haben, nicht mehr erkennen können. Anstatt aus Ihren Erfahrungen zu lernen, machen Sie die gleichen Fehler wieder und wieder und erwarten trotz Wiederholung des identischen Vorgehens ein anderes Resultat.

Das Stirnchakra und der physische Körper

BEZUG ZUM KÖRPER

- Gesicht
- Nase
- Augen
- Ohren
- Nasennebenhöhlen
- Gehirn
- Schädel

BEZUG ZUM HORMONELLEN SYSTEM

Hypophyse: Sie bildet Hormone, die die Funktion der fünf in den vorherigen Kapiteln genannten Hormondrüsen regulieren.

Epiphyse: Sie wird teilweise auch mit dem Kronenchakra in Verbindung gebracht (siehe S. 114).

Die wichtigsten mit dem Stirnchakra verbundenen Organsysteme sind:

- **Nervensystem:** Großhirnrinde
- **Bewegungsapparat:** Knochen des Schädels
- **Hormonsystem:** Hypophyse, Epiphyse

Das Stirnchakra befindet sich zwischen den Augenbrauen, etwas oberhalb der Nasenwurzel, und beeinflusst die Nasennebenhöhlen und die Augen. Hier sitzt Ihr klares Denkvermögen, mit dem Sie das, was Sie mit den Augen sehen, auswerten und darüber hinaus wahrnehmen, was sich hinter der rein materiellen Welt noch verbirgt.

Das Stirnchakra erhöht die energetischen Schwingungen Ihres Bewusstseins, sodass Sie Dinge erleben können, die über die dreidimensionale Welt hinausgehen. Ein ausgeglichenes Stirnchakra ermöglicht uns den Zugang zu unserem höchsten Selbst, es öffnet den Blick auf das, was sich hinter unserer Persönlichkeit und hinter unserem Ego verbirgt. Es bildet das Tor zu Innensicht, Erkenntnis und Intuition. Wenn Sie Ihre Aufmerksamkeit während der Meditation auf Ihr Stirnchakra fokussieren, werden Körper und Geist still, und so wird der Weg geebnet für Erkenntnis und Selbsterkenntnis. Hier offenbart sich Ihre persönliche Wahrheit, Ihr Lebenszweck, Ihre Intention.

Ein ausgeglichenes Stirnchakra sorgt dafür, dass Sie sich über Ihre Ziele klar werden und Gelegenheiten auch wahrnehmen, wenn sie sich Ihnen bieten. Ein energiegeladenes und vitales Stirnchakra unterstützt Sie dabei, höhere Bewusstseinsebenen zu erreichen und Weisheit zu empfangen, die Sie durch Ihr Leben führt und Ihnen dabei hilft, Ihrer Intuition zu vertrauen.

DIE HYPOPHYSE UND DAS STIRNCHAKRA

Ein ausgeglichenes Stirnchakra unterstützt die Hypophyse bei der Bildung von Hormonen, die die Funktion anderer Hormondrüsen regulieren und das Wachstum von Geweben und Organen steuern. Die Hypophyse wird auch als „Master-Drüse" bezeichnet, weil sie Hormone in die Blutbahn abgibt, welche die Drüsen des Hormonsystems steuern. Sie schüttet die verschiedensten Hormone aus, von Wachstumshormonen, die die Entwicklung vom Kind zum Erwachsenen steuern, über LH (Luteinisierungshormon), das auf die Östrogen- und Testosteronproduktion in den Keimdrüsen wirkt, bis hin zu FSH (follikelstimulierendes Hormon), das die Reifung von Keimzellen (Geschlechtszellen) reguliert. Sie nimmt auch Einfluss auf Aspekte des Stoffwechsels, der Schwangerschaft, der Körpertemperatur, des Blutdrucks und des Salzhaushalts.

Wenn die Hypophyse einwandfrei arbeitet, ist die Produktion von Endorphinen als Schmerzreaktion, von ACTH (Adrenocorticotropin), das auf die Nebennieren wirkt, und von TSH (Thyreoidea-stimulierendes Hormon) für die Schilddrüse gewährleistet. Eine gesunde und aktive Hypophyse spielt eine entscheidende Rolle dafür, dass Körper, Geist und Seele ausgeglichen und gesund bleiben.

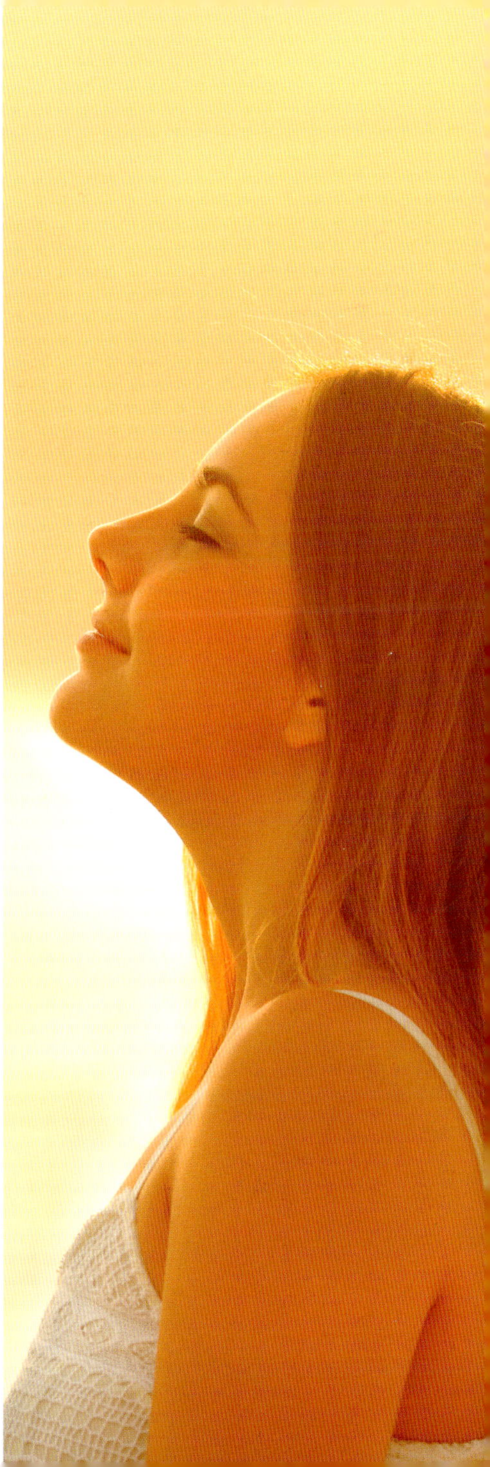

Das Stirnchakra
Ayurveda und Kundalini

Das Stirnchakra ist das zweite der spirituellen Energiezentren, die das obere Dreieck des Kundalini-Energieflusses bilden. Da die Energie dieses Chakras nach der Ayurveda-Lehre aufgrund seiner höheren Schwingungsfrequenz im Reich der spirituellen Energie anzusiedeln ist, ist es nicht mit einem einzelnen Tattva verbunden. Das Stirnchakra liegt etwas oberhalb der Augenbrauen, wo sich die Nadis – die Energiekanäle – kreuzen. Ihre Aufmerksamkeit auf den Punkt zwischen Ihren Augenbrauen zu konzentrieren, schult Ihre Vorstellungskraft.

KOPFKREISEN

Die folgenden Übungen kräftigen das Stirnchakra. Wiederholen Sie die gesamte Bewegungsabfolge zweimal, machen Sie dazwischen eine einminütige Pause, und atmen Sie langsam und tief.

1 Setzen Sie sich mit geradem Rücken in den Schneidersitz, und umfassen Sie Ihre Knie mit den Händen. Atmen Sie langsam und tief. Machen Sie Ihren Nacken lang, und entspannen Sie die Schultern.

2 Lassen Sie den Kopf langsam nach hinten fallen (A), und rollen Sie ihn dann im Uhrzeigersinn nach links. Atmen Sie langsam aus, während Ihr linkes Ohr Ihre linke Schulter passiert (B), ziehen Sie das Kinn zur Brust, und lassen Sie den Kopf nach vorne fallen (C), atmen Sie langsam ein, während Sie Ihr rechtes Ohr über Ihre rechte Schulter führen (D). Schließen Sie den Kreis, indem Sie den Kopf wieder nach hinten sinken lassen.

3 Setzen Sie diese Kreisbewegung für 1–2 Minuten fort, danach kreisen Sie für 1–2 Minuten in die entgegengesetzte Richtung.

Hinweis: *Führen Sie Übung 2A nur aus, wenn Sie einen völlig gesunden Nacken haben. Wenn Sie unsicher sind, ob die Übung für Sie geeignet ist, besprechen Sie sich mit Ihrem Orthopäden. Alternativ können Sie auch Halbkreise, nur über vorn, üben.*

KOPFKREISEN

Schritt 2A

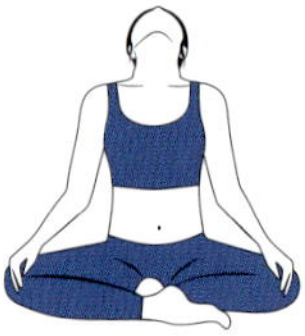

Schritt 2B

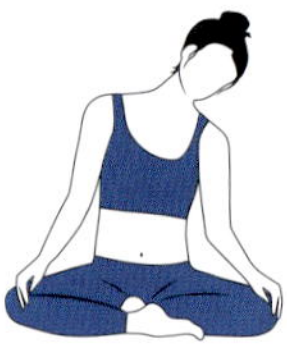

Schritt 2C

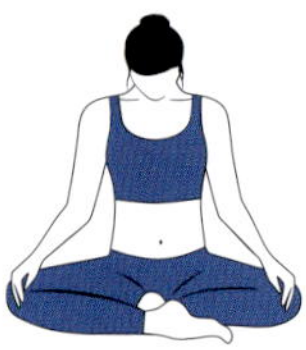

Schritt 2D

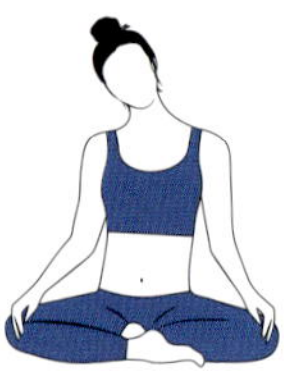

GURU PRANAM

Wiederholen Sie die gesamte Bewegungsabfolge zweimal, machen Sie dazwischen eine einminütige Pause, und atmen Sie normal weiter.

1 Knien Sie sich auf die Matte, die Knie sind hüftbreit geöffnet, und die Fußrücken liegen flach auf der Matte, sodass sich die großen Zehen fast berühren. Setzen Sie sich auf Ihre Fersen, lassen Sie den Oberkörper nach vorne auf die Oberschenkel sinken, und legen Sie die Stirn auf der Matte ab.

2 Strecken Sie Ihre Arme über den Kopf, die Handflächen legen Sie aneinander. Lassen Sie Ihre Atmung tiefer und langsamer werden, atmen Sie 5 Sekunden lang durch die Nase ein und 5 Sekunden lang durch die Nase aus.

3 Fahren Sie für zehn Atemzüge fort. Spüren Sie das Gewicht Ihrer Stirn auf der Matte, die Dehnung entlang der Wirbelsäule und die Öffnung zwischen den Sitzbeinhöckern, während Sie den Bereich zwischen Genitalien und Anus entspannen.

GURU PRANAM

Schritt 2

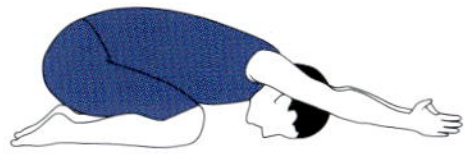

KALESVARA-MUDRA

Verweilen Sie in der Mudra, und meditieren Sie für mindestens 2–3 und höchstens für 10 Minuten.

1 Setzen Sie sich mit gekreuzten Beinen und aufrechter Wirbelsäule hin. Legen Sie die Kuppen Ihrer Mittelfinger und Daumen aneinander. Beugen Sie die restlichen Finger, und drücken Sie die Finger wie gezeigt gegeneinander.

2 Halten Sie die Hände in der Mudra etwas über den Bauchnabel mit nach oben gerichteten Mittelfingern, und konzentrieren Sie sich auf Ihren Atem. Atmen Sie langsam ein, halten Sie den Atem für 5 Sekunden an, und atmen Sie dann 5 Sekunden lang aus. Der Bauch bleibt entspannt. Wiederholen Sie dies zehnmal.

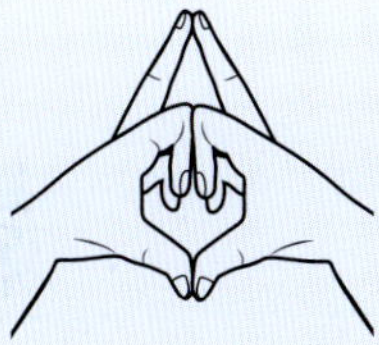

KALESVARA-MUDRA

Sie können auch das Mantra oder die Affirmation für das Stirnchakra (siehe S. 104) wiederholen, während Sie die Mudra halten.

Das Stirnchakra
Meditationen und Mantras

ASTROLOGIE

♋

KREBS

Ein ausgeglichenes Stirnchakra gewährt dem Krebs Einsicht in seine Vergangenheit, Gegenwart und Zukunft.

Meditationen und Mantras, die auf das Stirnchakra ausgerichtet sind, können ein Gefühl der Verbundenheit mit Ihrem höchsten Selbst erwecken. Ihre Aufmerksamkeit auf die Mitte Ihres Kopfes zu lenken, den Blick nach innen gerichtet, wird Ihnen dabei helfen, Ihre innere Wahrheit zu erkennen. Richten Sie Ihre Intention auf das Stirnchakra, um die Energie freizusetzen, die für Klarheit bei der Entscheidungsfindung sorgt und in Ihnen die Erkenntnis reifen lässt, dass Ihr Leben erfüllt sein muss, um anderen eine wahre Stütze sein zu können.

Als Meditationsübung können Sie Affirmationen laut aufsagen und sich dabei auf Ihre Atmung konzentrieren oder für ein paar Minuten in Gedanken ein Mantra wiederholen, während Sie still in Ihrer Meditation verweilen.

Vertiefen und verlangsamen Sie Ihre Atmung, und stellen Sie sich vor, wie ausgleichende Energie zwischen Ihren Augenbrauen kreist. Visualisieren Sie vor Ihrem inneren Auge einen indigoblauen Wirbel, der sich hinter Ihren Augenbrauen in der Mitte Ihres Kopfes befindet. Lassen Sie zu, dass diese Energie Sie dazu befähigt, über die materielle Ebene hinaus zu schauen und Ihrer Intuition zu vertrauen.

MANTRA: AUM

Das Mantra Aum reinigt das dritte Auge und klärt die intuitive Sicht. Das Rezitieren des Mantras bei der Meditation verschafft Ihnen Zugang zu Ihrer inneren Weisheit. Mit einem gereinigten Stirnchakra können Sie sich bedenkenlos von Ihrer inneren Stimme leiten lassen, in dem Wissen, dass diese Sie auf den für Sie besten Weg führt.

AFFIRMATION

„Mein Stirnchakra ist mein sechstes Energiezentrum und die Quelle von Einsicht und Intuition. Hier sitzt mein ‚sechster Sinn', mit dem ich mein wahres Wesen und das wahre Wesen anderer wahrnehmen kann."

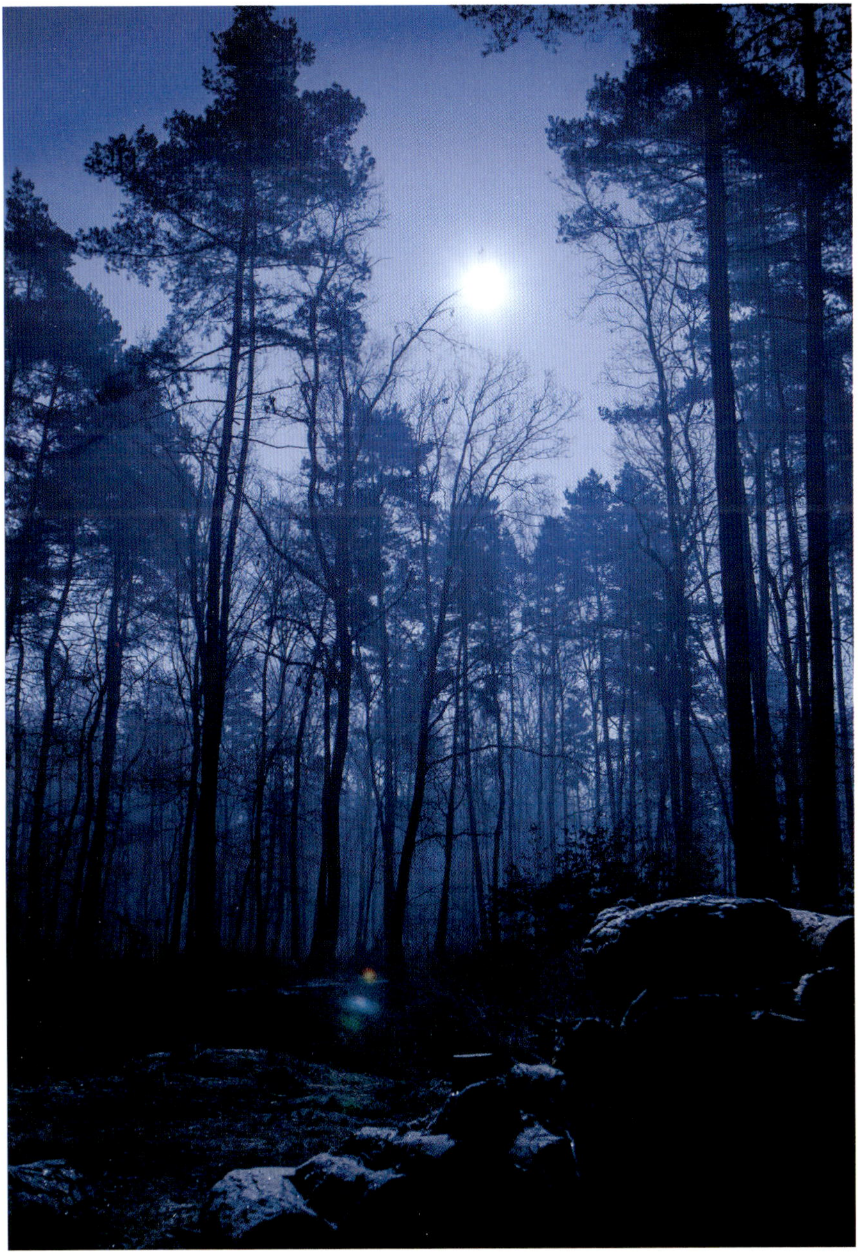

Das Stirnchakra
Ernährung

Das Stirnchakra wird gestärkt durch Kost, die viele Nährstoffe enthält und unseren Körper mit hochfrequenter Energie versorgt. Violette Früchte, die reich an Antioxidantien sind, und entgiftende Fruchtsäfte klären die Sicht. Der Verzehr von Lebensmitteln, die das Stirnchakra stärken, schafft Raum, um die eigene Intuition zu entwickeln und ihr zu vertrauen.

Es empfiehlt sich, die folgenden Lebensmittel in Ihre Ernährung zu integrieren, um das Stirnchakra zu stärken und zu aktivieren:

Obst: Heidelbeeren, Brombeeren, Himbeeren, Cranberrys, Gojibeeren, rote Trauben, Acaibeeren, Granatäpfel

Kräuter / Gewürze: Lavendel, Beifuß

Getränke: Rotwein, Traubensaft mit 100 % Fruchtgehalt (ohne Zuckerzusatz)

Nüsse / Samen: Walnüsse, gekeimte Mandeln, Mohnsamen

TINKTUREN

Eine Tinktur aus Augentrost stärkt das Stirnchakra. So wird die Wahrnehmung geschärft und ein gelassener und objektiver Blick auf die Wahrheit ermöglicht.

Wählen Sie eines oder mehrere dieser Kräuter zum Ausgleich des Stirnchakras aus, und gießen Sie diese mit der heiligen Absicht auf, Ihre Sehkraft und Intuition zu stärken. Diese Tees fördern die Konzentrationsfähigkeit und die Fähigkeit, Entscheidungen zu treffen, indem sie den Geist klären und beruhigen.

- Tigergras
- Lavendel (im Bild, gemischt mit Kamille)

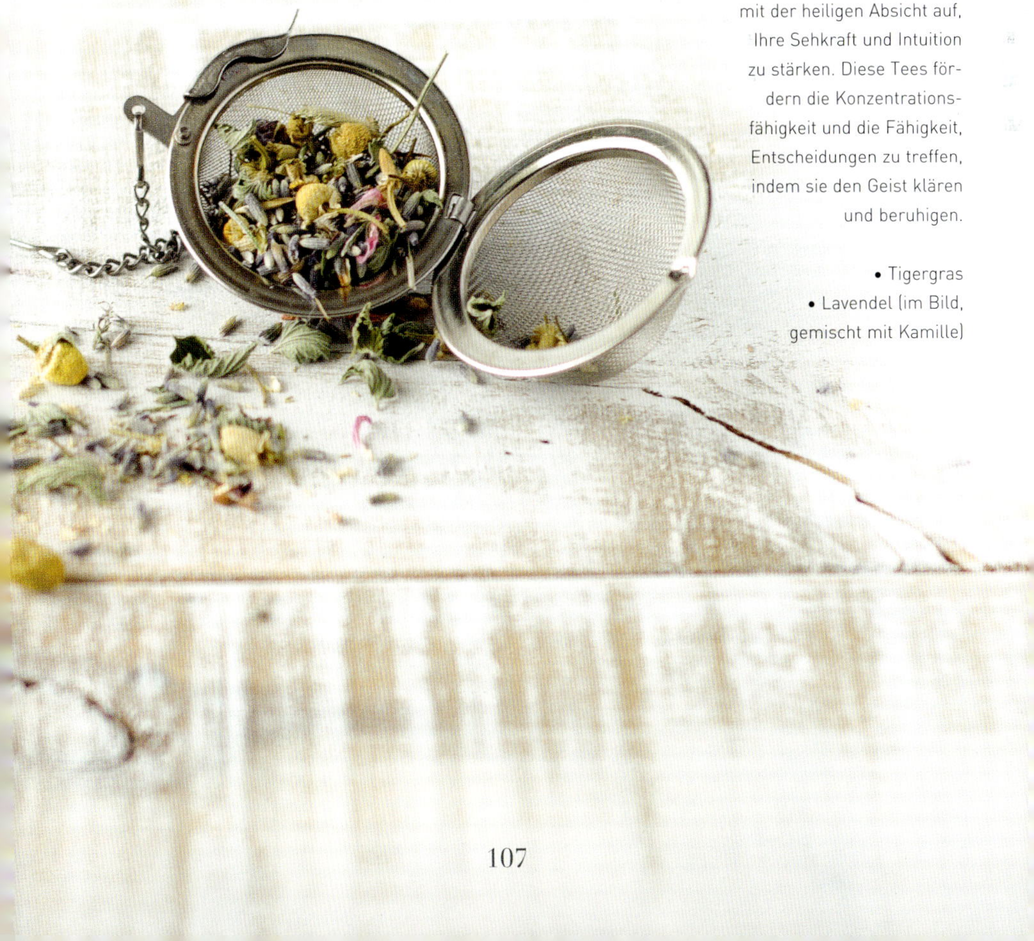

Das Stirnchakra
Reiki

Schritt 1

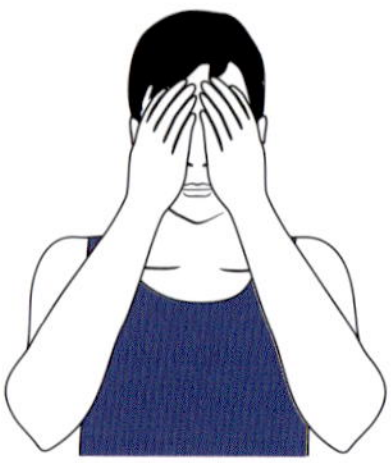

Schritt 2

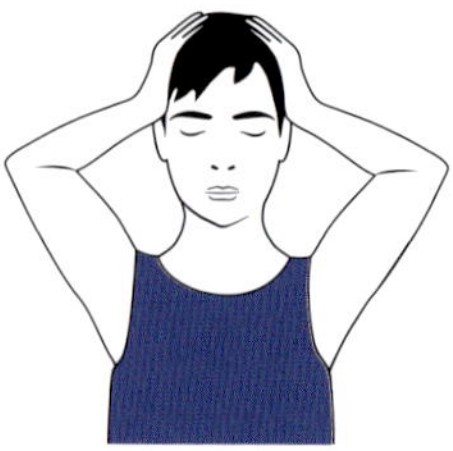

Reiki-Energie kann dazu beitragen, das Stirnchakra ins Gleichgewicht zu bringen. Wenn Sie Ihre Intention darauf richten, Ihr wahres Selbst zu erkennen, wird Ihnen deutlich werden, wie Sie Ihren Mitmenschen eine Stütze sein können.

Folgen Sie der Meditation für das Stirnchakra (siehe S. 104), und visualisieren Sie den Fluss der universellen Lebensenergie, während Sie die beschriebenen Handpositionen einnehmen. Setzen Sie sich dazu aufrecht auf einen Stuhl, und stellen Sie die Füße flach auf den Boden.

1 Schließen Sie die Augen, und beugen Sie leicht Ihre Finger. Halten Sie Ihre Hände über Ihre Augen. Berühren Sie mit den Fingerspitzen kurz unterhalb des Haaransatzes leicht Ihre Stirn.

2 Schließen Sie die Augen, und beugen Sie leicht Ihre Finger. Halten Sie Ihre Hände über Ihre Schläfen/Ohren. Berühren Sie mit den Fingerspitzen leicht Ihre Schädeldecke.

Halten Sie beide Handpositionen für 2–3 Minuten, und verweilen Sie danach noch einmal für 2–3 Minuten in der Meditation. Lassen Sie Ihren Atem tiefer und langsamer werden, während Sie sich vorstellen, wie die universelle Lebensenergie von Ihren Handflächen in die Mitte Ihres Kopfes fließt.

Visualisieren Sie einen indigoblauen Wirbel, der sich hinter Ihren Augenbrauen in der Mitte Ihres Kopfes befindet. Hier liegt das Tor zur Innensicht. Ihre Fähigkeit, in Kontakt mit Ihrem höheren Selbst zu treten, entspringt hier. Lassen Sie zu, dass diese Energie Sie dazu befähigt, über die materielle Ebene hinaus zu schauen und Ihrer Intuition zu vertrauen.

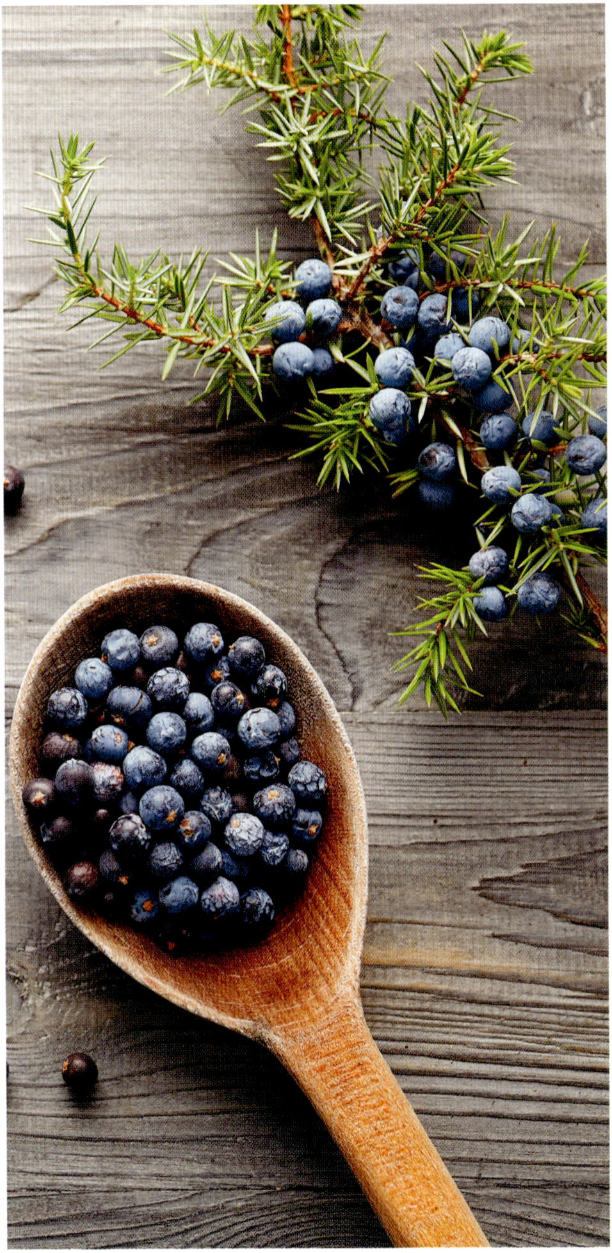

ÄTHERISCHE ÖLE

Die Mischung aus kühlendem Pinienöl und süßen, stark riechenden Ölen setzt eine faszinierende Energie frei, die Sie in die Sphären des Äthers emporhebt, wo Sie Zugang zu Ihrem höchsten Selbst finden. Verdünnen Sie insgesamt 1–2 Tropfen von einem oder von mehreren der aufgeführten ätherischen Öle mit 5–6 Tropfen Kokosöl. Tragen Sie das Öl auf Ihre Fußsohlen, den Nacken oder äußerlich auf der Höhe des Stirnchakras auf.

- Majoran
- Jasmin
- Rosmarin
- Wacholder (im Bild)
- Pinie
- Immortelle

Das Stirnchakra
Kristalle

FARBTHERAPIE

INDIGOBLAU

Die Frequenz der Farbe Indigoblau korrespondiert mit der Frequenz des Stirnchakras. Mit indigoblauen Gegenständen oder indigoblauem Licht lässt sich daher Einfluss auf das Stirnchakra nehmen. Indigoblau steht für spirituelle Erkenntnis und die intuitive Wahrheit.

Die Schwingungsfrequenz von Stirnchakra-Kristallen und die von ihnen erzeugte Resonanz fördern einen spirituellen Bewusstseinszustand. Das Stirnchakra ist das Chakra der Intuition und der höchsten Wahrheit. Sowohl die energetische Resonanz des Tons A als auch die der Farbe Indigoblau verstärken die Frequenzen der Stirnchakra-Kristalle.

Die energetischen Schwingungen der folgenden Kristalle wirken auf das Stirnchakra:

- Amethyst
- Lepidolith
- violetter Fluorit
- Azurit

Um das Stirnchakra auszugleichen, wählen Sie einen oder mehrere der aufgelisteten Kristalle. Nehmen Sie die Kristalle in die linke Hand. Folgen Sie der Meditationsübung für das Stirnchakra (siehe S. 104) für 3–5 Minuten, um die heilende Energie des Kristalls auf das Energiezentrum des Stirnchakras zu übertragen. Visualisieren Sie die Farbe Indigoblau, und lassen Sie nebenbei Musik (Audio- oder Videoaufnahmen) laufen, die den Ausgleich des Stirnchakras fördert, während Sie meditieren.

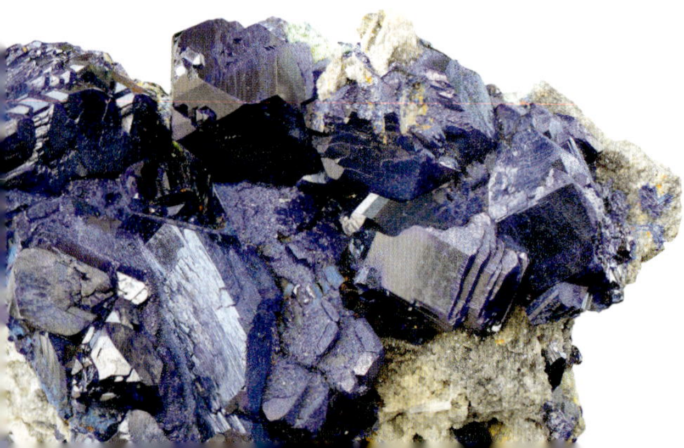

KLANGTHERAPIE

TON A

Klangschalen aus Kristall oder Metall sowie Stimmgabeln und Gongs, die ein A erzeugen, können in Kombination mit Kristallen eingesetzt werden, um das Stirnchakra auszugleichen. Der Ton A stärkt das Vertrauen in die eigene Wahrheit.

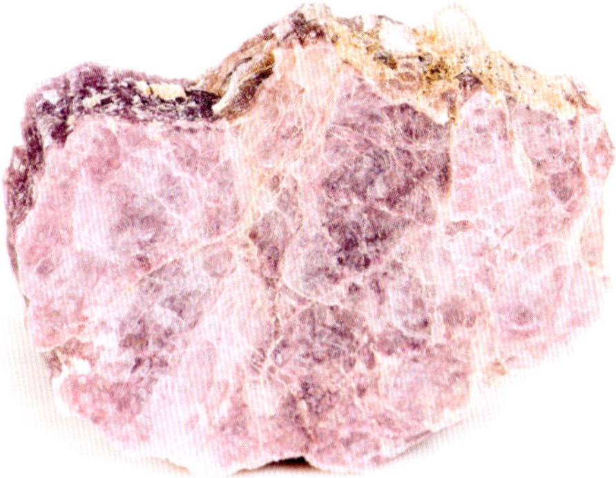

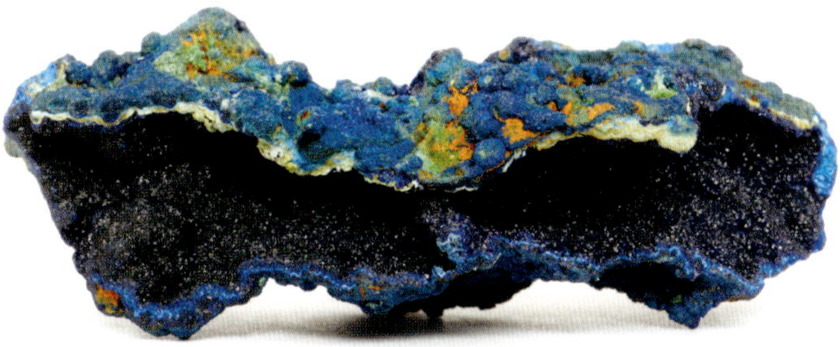

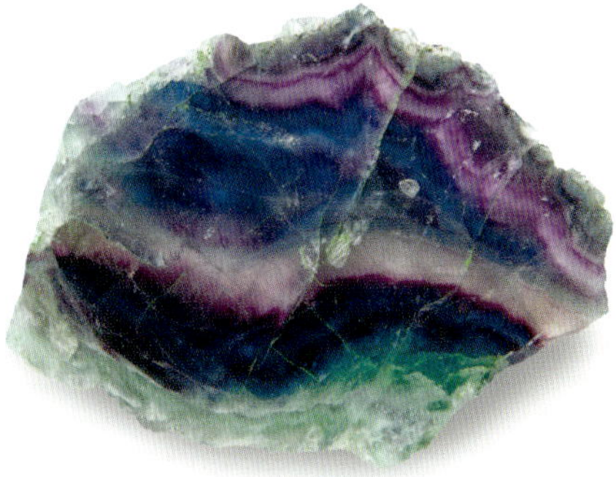

Empfohlene Kristalle: Lepidolith, Azurit und violetter Fluorit (in der Abbildung von oben nach unten) zählen zu den Kristallen, die zum Heilen und Lösen von Blockaden des Stirnchakras eingesetzt werden. Um herauszufinden, welche Kristalle bei Ihnen die beste Wirkung erzielen, probieren Sie verschiedene aus und vertrauen Sie auf Ihre Intuition.

Das Kronenchakra

Das Kronenchakra (Sahasrara) ist das siebte der sieben Chakras und das dritte der drei spirituellen Chakras. Über diesen Punkt treten Sie in direkte Verbindung mit Ihrem höchsten Selbst und dem Göttlichen.

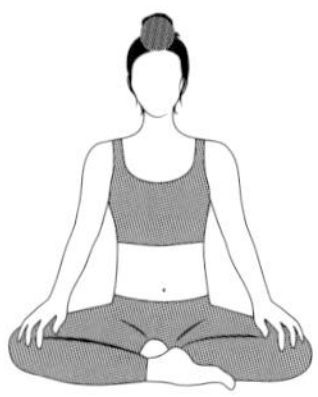

KRONENCHAKRA

Das Kronenchakra befindet sich am Scheitelpunkt des Kopfes.

Das Kronenchakra ist verbunden mit dem Reich der Unendlichkeit und Unvergänglichkeit. Dieses Energiezentrum macht es möglich, die höchsten Ebenen des Bewusstseins zu erreichen. Seine Aufgabe ist es, Gefühle der Freude, der Glückseligkeit und des Friedens sowie transzendentale Erfahrungen zuzulassen. Es befähigt Sie, die mystischen Aspekte des Lebens zu erfahren. Wenn es richtig entwickelt ist, erkennen und verstehen Sie das flüchtige Wesen aller Dinge und die wahre Natur des Lebens.

Das Kronenchakra ist nach der Ayurveda-Lehre mit allen fünf Tattvas verbunden und erlaubt Ihnen, das Universum als zusammenhängende Einheit zu erleben. Diesem Chakra werden die Farbe Violett und das Symbol des tausendblättrigen Lotus zugeordnet.

GLEICHGEWICHT/UNGLEICHGEWICHT

Mit einem ausgeglichenen siebten Chakra können Sie eine reine Verbindung mit dem Göttlichen herstellen, die das gesamte Chakrasystem stärkt, ausgleicht und energetisiert.

Ein Ungleichgewicht im siebten Chakra kann dazu führen, dass Sie sich von jeglicher Spiritualität abgeschnitten fühlen. Sie wechseln womöglich von einer Religion zur nächsten, dabei immer auf der Suche nach Antworten auf Ihre spirituellen Fragen. Sie geraten vielleicht in einen endlosen Selbsthilfe-Kreislauf bei dem erfolglosen Versuch, einen Zugang zum Göttlichen zu finden.

Ist das Kronenchakra überaktiv, kann es passieren, dass Sie sich auf einem rasenden Gedankenkarussell wiederfinden und Ihre Gedanken Sie so vereinnahmen, dass Sie nicht in der Lage sind, sich auf die Menschen in Ihrer Umgebung einzulassen oder eine Bindung zu ihnen aufzubauen. Sie haben möglicherweise eine starke Bindung an materiellen Besitz, und es fällt Ihnen schwer, Dinge abzugeben. Sie horten womöglich Gegenstände oder hängen so sehr an ihnen, dass Sie Angst haben, sie zu verlieren.

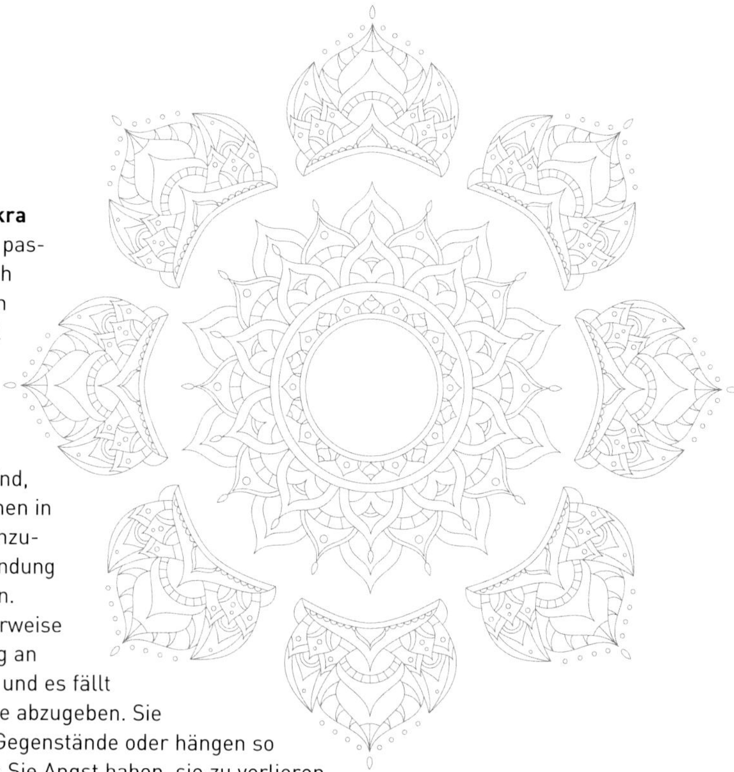

Ist das Kronenchakra unteraktiv, kann es sein, dass Sie sich zu extremen Formen der Religionsausübung hingezogen fühlen, weil Sie die Verantwortung für Ihr eigenes Leben abtreten wollen. Sie empfinden es möglicherweise als Erleichterung, wenn Ihnen vorgeschrieben wird, was Sie tun sollen und wie Sie es tun sollen. Vielleicht schwelgen Sie auch in der Welt der Intellektuellen, deren Erfahrungen sich ausschließlich auf wissenschaftliche Fakten und Dinge stützen, die in der physischen Welt messbar sind. All das kann dazu führen, dass Sie sich als verloren, nicht zugehörig und spirituell orientierungslos erleben.

Das Kronenchakra und der physische Körper

BEZUG ZUM KÖRPER

- Gehirn
- Schädel

BEZUG ZUM HORMONELLEN SYSTEM

Epiphyse: Sie reguliert zeitabhängige Rhythmen, unter anderem den Schlaf-wach-Rhythmus. Diese Drüse wird teilweise auch mit dem Stirnchakra in Verbindung gebracht.

Die wichtigsten mit dem Kronenchakra verbundenen Organsysteme sind:

- **Nervensystem:** Großhirnrinde
- **Bewegungsapparat:** Stirn- und Scheitelbein des Schädels
- **Hormonsystem:** Epiphyse

Das Kronenchakra befindet sich an der höchsten Stelle des Schädeldachs und beeinflusst das Gehirn und die Epiphyse. Es ist das am wenigsten physische der Chakras und bildet die Schnittstelle zwischen dem physischen und dem energetischen Körper.

Die energetische Schwingung des Kronenchakras sorgt für die optimale Funktion aller sieben Chakras. Hier liegt das Tor zu Erfahrungen jenseits der physischen Ebene und zu dem Gefühl, mit allem Physischen und Spirituellen verbunden zu sein. Die Erkenntnis, dass es etwas gibt, das viel größer ist als die eigene Existenz, manifestiert sich hier. Das eigene Bewusstsein und das von anderen Menschen, Tieren und sogar Gegenständen wird deutlich als eine Einheit wahrgenommen. In dieser Bewusstseinsstufe verliert die Unterscheidung zwischen „Ich" und „Du", „Wir" und „die anderen" ihre Bedeutung.

Ein ausgeglichenes Kronenchakra sorgt dafür, dass alle anderen Chakra-Energiezentren die Hormondrüsen und Organe, die mit ihnen in Verbindung stehen, optimal versorgen können. Ein energiegeladenes und vitales Kronenchakra hält Sie auf physischer Ebene gesund, sodass sich Gesundheit auch auf spiritueller Ebene verwirklichen kann.

DIE EPIPHYSE UND DAS KRONENCHAKRA

Ein ausgeglichenes Kronenchakra unterstützt die Epiphyse bei der Bildung von Hormonen, die den Tag-Nacht-Rhythmus des Körpers und die Produktion von Sexualhormonen steuern. In der Epiphyse wird das Hormon Melatonin produziert, welches nachts für einen tiefen und erholsamen Schlaf sorgt und uns tagsüber mit Energie versorgt. Dunkelheit regt die Melatoninproduktion an, und Licht drosselt sie. Sensoren in der Netzhaut des Auges senden Signale an die Epiphyse, die den Hormonspiegel reguliert, der wiederum für einen regelmäßigen Schlafrhythmus sorgt und das Zeitempfinden steuert. Die Epiphyse steuert außerdem die Ausschüttung der Sexualhormone FSH (follikelstimulierendes Hormon) und LH (Luteinisierungshormon) durch die Hypophyse, die die Entwicklung der Geschlechtsorgane beeinflussen. Eine gesunde und aktive Epiphyse stellt sicher, dass die Geschlechtsreife erreicht wird, sorgt für ein funktionierendes Zeitempfinden und dafür, dass Sie ausreichend Schlaf bekommen, um gesund und erholt zu bleiben.

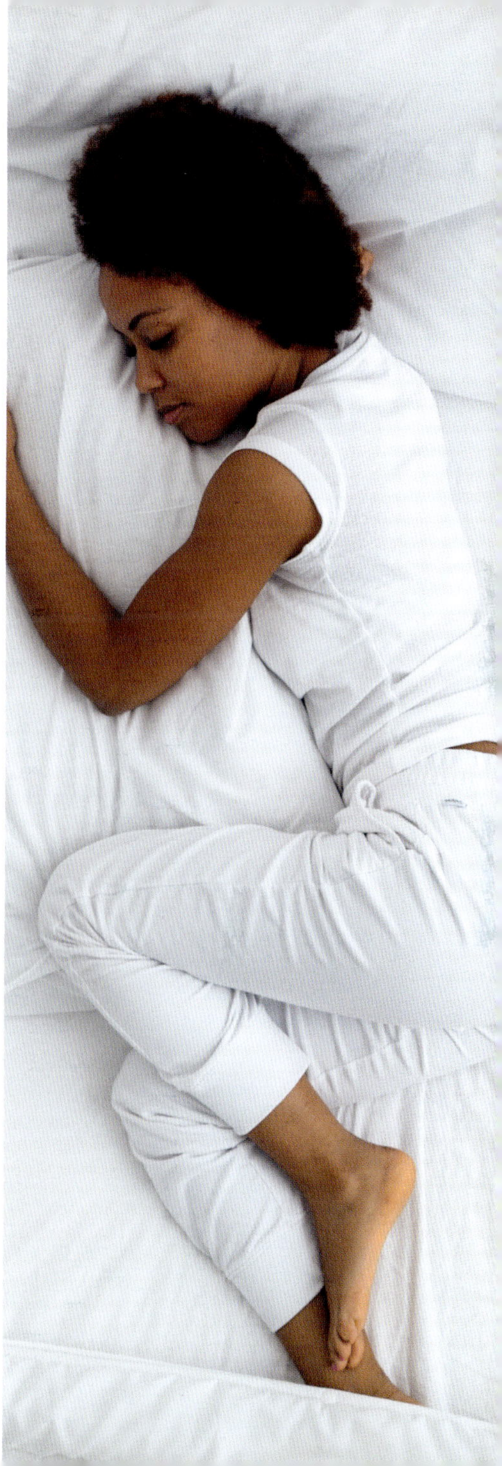

Das Kronenchakra
Ayurveda und Kundalini

Das Kronenchakra ist das dritte der spirituellen Energiezentren, die das obere Dreieck des Kundalini-Energieflusses bilden. Da die Energie dieses Chakras nach der Ayurveda-Lehre aufgrund ihrer höheren Schwingungsfrequenz im Reich der spirituellen Energie anzusiedeln ist, ist es nicht mit einem einzelnen Tattva verbunden. Das Kronenchakra liegt dort, wo sich die Nadis – die Energiekanäle – am Scheitelpunkt des Kopfes kreuzen. Ein geöffnetes Kronenchakra erweckt ein tiefes Gefühl der Verbundenheit und Einheit mit allem in der Welt und versorgt die anderen sechs Chakras mit Energie.

Die folgenden Kundalini-Yogaübungen kräftigen das Kronenchakra. Mit der entsprechenden Mudra zu meditieren, hilft dabei, das Kronenchakra zu öffnen.

SAT KRIYA

Schritt 1A

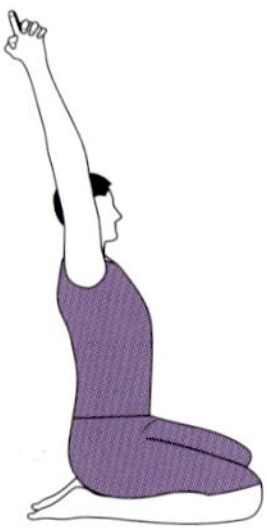

Schritt 1B

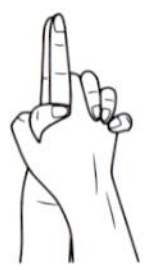

Männer legen den rechten Daumen über den linken und Frauen den linken über den rechten. Strecken Sie Ihre Zeigefinger nach oben.

SAT KRIYA

Diese zutiefst spirituelle Übung fördert das Aufsteigen der Kundalini-Energie. Machen Sie die Übung nur einmal.

1. Gehen Sie auf die Knie, die Oberschenkel sind zusammen, und die Fußrücken liegen flach auf der Matte. Setzen Sie sich auf Ihre Fersen. Die Wirbelsäule ist aufgerichtet. Heben Sie die Arme über den Kopf, und strecken Sie sie. Bringen Sie Ihre Hände in die abgebildete Position.
2. Schließen Sie die Augen, und beginnen Sie in kurzen, schnellen Atemzügen zu atmen. Ziehen Sie bei der Einatmung den Nabel nach hinten in Richtung Wirbelsäule und sagen Sie „Sat", entspannen Sie den Nabel bei der Ausatmung und sagen Sie „Nam". „Sat Nam" bedeutet „Wahrheit ist mein Name".
3. Setzen Sie die Übung in einem angenehmen Rhythmus für 3–11 Minuten fort. Entspannen Sie in Rückenlage für 5 Minuten.

HALBER LOTUSSITZ

Machen Sie diese Übung einmal, und konzentrieren Sie sich dabei auf die Einheit von Körper, Geist und Seele, um ein Gefühl des Friedens und der Freude zu erreichen.

1 Setzen Sie sich auf Ihre Matte, und strecken Sie die Beine vor sich aus. Beugen Sie das rechte Bein, und führen Sie das Knie zur Brust. Bringen Sie Ihren rechten Fußknöchel zur linken Hüfte, und lassen Sie das rechte Knie zur Matte sinken. Ihr rechter Fuß sollte jetzt in Ihrer linken Leiste liegen, sodass die rechte Fußsohle nach oben zeigt. Beugen Sie nun Ihr linkes Bein, und schieben Sie Ihren linken Knöchel unter das rechte Knie. Bringen Sie Ihre Hände in die abgebildete Haltung.

2 Schließen Sie die Augen, und atmen Sie langsam und tief für 2–3 Minuten. Wiederholen Sie die Übung, diesmal liegt der andere Fuß oben. Lösen Sie die Haltung auf, legen Sie sich auf den Rücken, und entspannen Sie für 5 Minuten.

HALBER LOTUSSITZ

Schritt 1

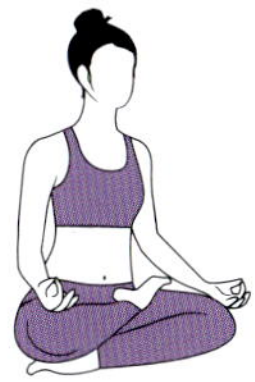

Legen Sie Ihre Hände mit den Handflächen nach oben auf die Knie, oder halten Sie sie in Chin-Mudra (siehe S. 33) oder in Gebetshaltung vor die Brust.

SAHASRARA-MUDRA

Es ist wichtig, dass Sie bereits mit den anderen sechs Mudras meditiert haben, bevor Sie in dieser Mudra verweilen. Meditieren Sie für mindestens 2–3 und höchstens für 10 Minuten.

1 Setzen Sie sich mit gekreuzten Beinen und aufrechter Wirbelsäule hin. Legen Sie die Kuppen Ihrer Ringfinger aneinander, und verschränken Sie die restlichen Finger wie gezeigt.

2 Halten Sie die Hände in der Mudra etwas oberhalb des Bauchnabels und mit nach oben gerichteten Ringfingern vor sich, und konzentrieren Sie sich auf Ihren Atem. Halten Sie den Atem für 5 Sekunden an, und atmen Sie dann 5 Sekunden lang aus. Der Bauch bleibt entspannt. Wiederholen Sie dies zehnmal.

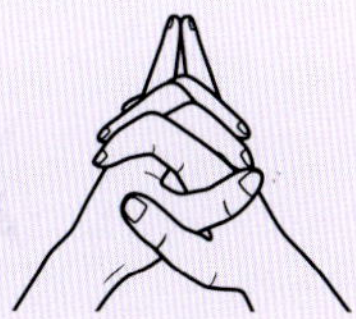

SAHASRARA-MUDRA

Sie können auch das Mantra oder die Affirmation für das Kronenchakra (siehe S. 118) wiederholen, während Sie die Mudra halten.

Das Kronenchakra
Meditationen und Mantras

ASTROLOGIE

♌

LÖWE

Ein ausgeglichenes Kronenchakra schafft eine reine Verbindung zum Göttlichen, die den Löwen dabei hilft, ihren feurigen Ehrgeiz zu zügeln.

Meditationen und Mantras, die auf das Kronenchakra ausgerichtet sind, können eine solide Verbindung zum Göttlichen schaffen. Ihre Aufmerksamkeit auf den Scheitelpunkt Ihres Kopfes zu lenken, den Blick nach außen gerichtet, wird Ihnen dabei helfen, Ihren Platz in der Welt zu erkennen. Belegen Sie Ihr Kronenchakra mit der Intention, Sie mit der nötigen Energie zu versorgen, um ein seliges Gefühl des Friedens und der Zufriedenheit zu erreichen, sodass Sie anderen eine Stütze sein können.

Als Meditationsübung können Sie Affirmationen laut aufsagen und sich dabei auf Ihre Atmung konzentrieren oder für ein paar Minuten in Gedanken ein Mantra wiederholen, während Sie still in Ihrer Meditation verweilen.

Vertiefen und verlangsamen Sie Ihre Atmung, und stellen Sie sich vor, wie ausgleichende Energie in Form von violettem Licht vom Scheitelpunkt Ihres Kopfes Ihren Körper flutet. Mithilfe dieser Energie können Sie Ihre eigene Göttlichkeit erfahren und Ihre Lebensbestimmung finden.

MANTRA: OM

Das Om vermittelt eine Stille, in der es möglich ist, Zugang zu Ihrem höchsten Selbst zu finden. Das Rezitieren des Om-Mantras bei der Meditation stärkt Ihre Verbindung zum Göttlichen. Ein geöffnetes und gereinigtes Kronenchakra erfüllt Ihr Leben mit Güte, sodass Sie im Hier und Jetzt sein können und tiefen Frieden, frei von Abhängigkeiten oder Verlangen, finden.

AFFIRMATION

„Mein Kronenchakra ist mein siebtes Energiezentrum und bildet meine Verbindung zum unendlichen und unvergänglichen Raum des Universums. Es erlaubt mir, eins mit dem Göttlichen zu sein und auf wundersame Weise Selbstverwirklichung zu erreichen."

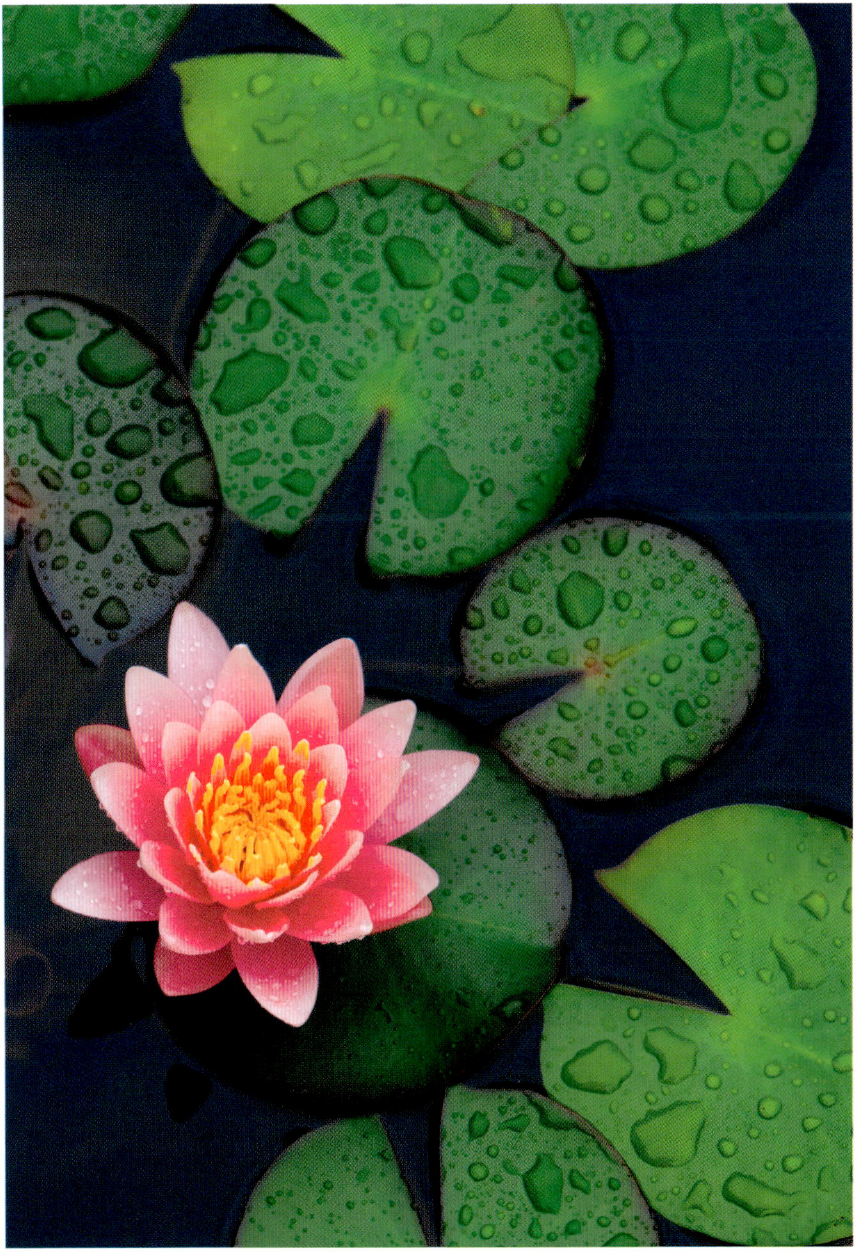

Das Kronenchakra
Ernährung

TINKTUREN

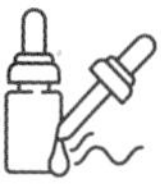

Eine Lavendeltinktur stärkt das Kronenchakra und kann das Denken so verlangsamen, dass Sie empfänglich werden für die göttliche Führung des Universums.

Das Kronenchakra ist sehr energiereich und lässt sich nicht so sehr durch einzelne Lebensmittel stärken, sondern vielmehr durch die Intention während des Essens. Das Segnen des Essens vor der Mahlzeit und bewusstes, dankbares Essen schaffen einen ausgeglichenen Geisteszustand. Das Einbeziehen von Intention und Dankbarkeit beim Essen stärkt das Kronenchakra und ebnet zugleich den Weg für eine Verbindung zum Göttlichen.

Im Folgenden finden Sie Vorschläge, um das Kronenchakra zu stärken und zu aktivieren.

Trockenfasten / Entgiftung

Kräuter/Harz zum Räuchern: Salbei, Wacholder, Copal, Myrrhe, Weihrauch

Hinweis: Kräuter, die als Räucherwerk eingesetzt werden, sind nicht zum Verzehr geeignet, können jedoch als Teil eines Reinigungsrituals durch die Nase inhaliert oder in einer rituellen Pfeife geraucht werden.

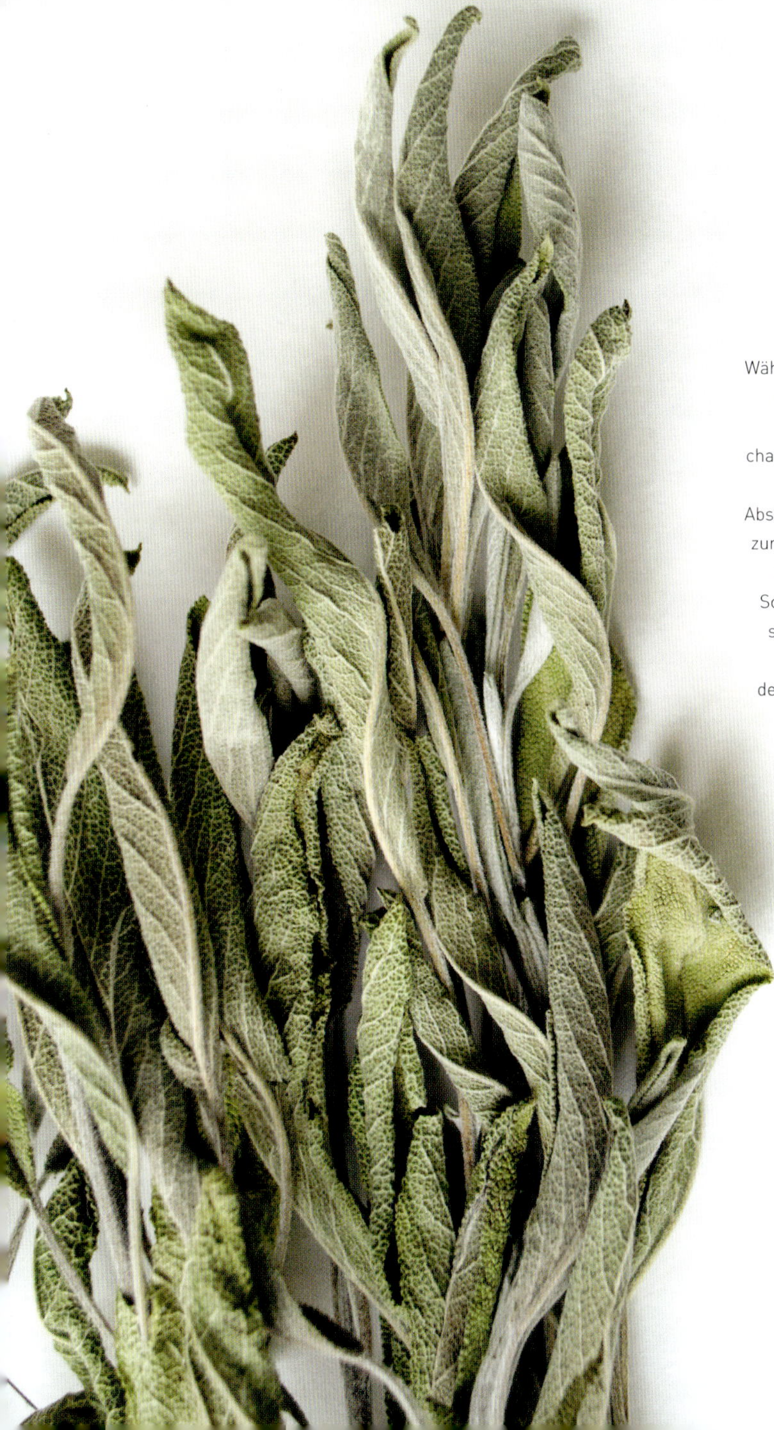

Wählen Sie eines oder mehrere dieser Kräuter zum Ausgleich des Kronenchakras aus, und gießen Sie diese mit der heiligen Absicht auf, Ihre Verbindung zum Universum zu stärken. Diese Tees erhöhen Ihre Schwingungen, sodass Sie sich mit allem verbunden und mit sich selbst und der Welt im Reinen fühlen.

- Holunderbeere
- Engelwurz
- Weißer Salbei (im Bild)

Das Kronenchakra
Reiki

Schritt 1

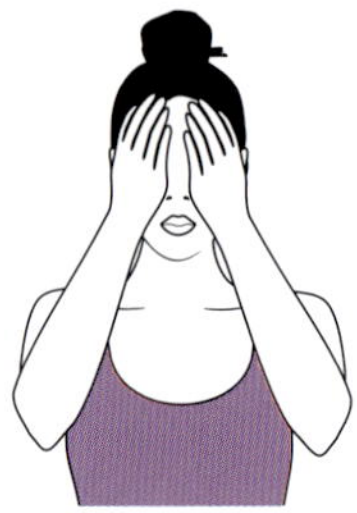

Schritt 2

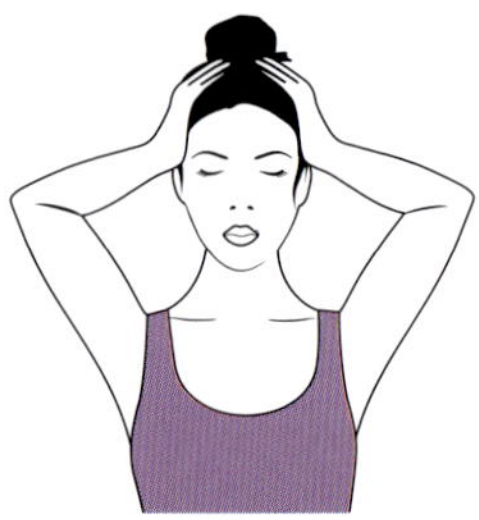

Reiki-Energie kann dazu beitragen, das Kronenchakra ins Gleichgewicht zu bringen. Wenn Sie Ihre Intention auf die Strahlkraft Ihres inneren Lichts richten, welches durch das Göttliche gespeist wird, wird Ihnen das die Stärke geben, unaufhaltsam, inspirierend und als heilige Kraft durch die Welt zu gehen.

Folgen Sie der Meditation für das Kronenchakra (siehe S. 118), und visualisieren Sie den Fluss der universellen Lebensenergie, während Sie die beschriebenen Handpositionen einnehmen. Setzen Sie sich dazu aufrecht auf einen Stuhl, und stellen Sie die Füße flach auf den Boden.

1 Schließen Sie die Augen, und beugen Sie leicht Ihre Finger. Halten Sie Ihre Hände über Ihre Augen. Berühren Sie mit den Fingerspitzen leicht den oberen Teil Ihrer Stirn.

2 Schließen Sie die Augen, und beugen Sie leicht Ihre Finger. Halten Sie Ihre Hände über Ihre Schläfen/Ohren. Berühren Sie mit den Fingerspitzen leicht Ihre Schädeldecke.

Halten Sie beide Handpositionen für 2–3 Minuten, und verweilen Sie danach noch einmal für 2–3 Minuten in der Meditation. Lassen Sie Ihren Atem tiefer und langsamer werden, während Sie sich vorstellen, wie die universelle Lebensenergie von Ihren Handflächen zum Scheitelpunkt Ihres Kopfes fließt.

Visualisieren Sie einen violetten Wirbel, der sich am Scheitelpunkt Ihres Kopfes befindet. Über diesen Punkt treten Sie in Verbindung mit dem Göttlichen. Ihr Bewusstsein, eins mit allem zu sein, entspringt hier. Erfahren Sie durch diese Energie das Göttliche in Ihnen und Ihre Verbundenheit mit dem Universum.

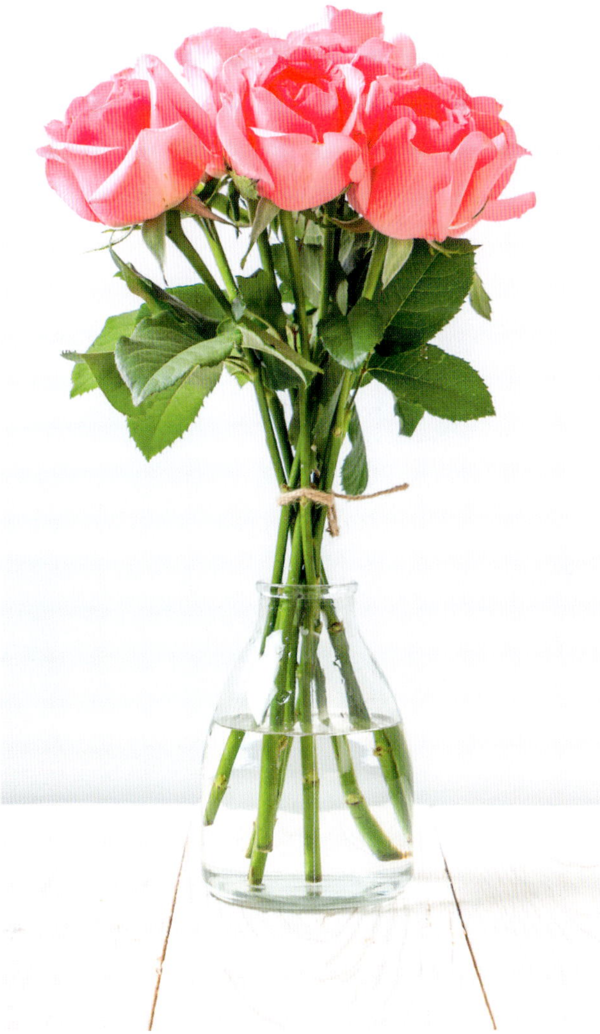

ÄTHERISCHE ÖLE

Himmlisch süße Gerüche und intensive Orangen- und Rosendüfte ziehen Ihren Geruchssinn in ihren Bann und öffnen Ihnen die Augen für die Schönheit des Lebens. Verdünnen Sie insgesamt 1–2 Tropfen von einem oder von mehreren der aufgeführten ätherischen Öle mit 5–6 Tropfen Kokosöl. Tragen Sie das Öl auf Ihre Fußsohlen, den Nacken oder äußerlich auf der Höhe des Kronenchakras auf.

- Weihrauch
- Lotus
- Rosenholz
- Jasmin
- Rose (im Bild)
- Neroli

Das Kronenchakra
Kristalle

FARBTHERAPIE

VIOLETT

Die Frequenz der Farbe Violett korrespondiert mit der Frequenz des Kronenchakras. Mit violetten Gegenständen oder violettem Licht lässt sich daher Einfluss auf das Kronenchakra nehmen. Violett steht für eine direkte spirituelle Verbindung und das Einssein mit dem Universum.

Die Schwingungsfrequenz von Kronenchakra-Kristallen und die von ihnen erzeugte Resonanz stärken einen aufgeschlossenen und ruhigen Geist. Das Kronenchakra ist das Chakra der Reinheit, der Glückseligkeit und der Freude, und sowohl die energetische Resonanz des Tons H als auch die der Farbe Violett verstärken die Frequenzen der Kronenchakra-Kristalle.

Die energetischen Schwingungen der folgenden Kristalle wirken auf das Kronenchakra:

- Bergkristall
- Marienglas
- Herkimer Diamant
- Apophyllit

Um das Kronenchakra auszugleichen, wählen Sie einen oder mehrere der aufgelisteten Kristalle. Nehmen Sie die Kristalle in die linke Hand. Folgen Sie der Meditationsübung für das Kronenchakra (siehe S. 118) für 3–5 Minuten, um die heilende Energie des Kristalls auf das Energiezentrum des Kronenchakras zu übertragen. Visualisieren Sie die Farbe Violett, und lassen Sie nebenbei Musik (Audio- oder Videoaufnahmen) laufen, die den Ausgleich des Kronenchakras fördert, während Sie meditieren.

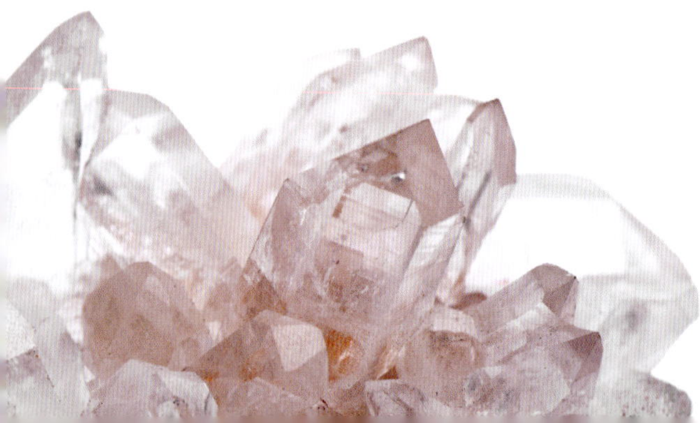

KLANGTHERAPIE

TON H

Klangschalen aus Kristall oder Metall sowie Stimmgabeln und Gongs, die ein H erzeugen, können in Kombination mit Kristallen eingesetzt werden, um das Kronenchakra auszugleichen. Der Ton H erweckt ein Gefühl des tiefen Friedens und Wohlbefindens.

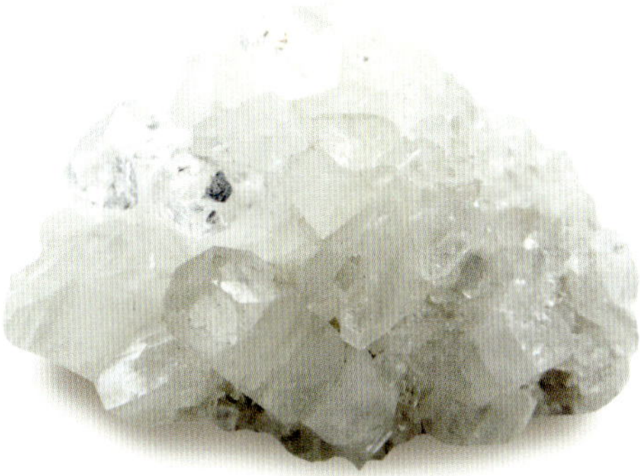

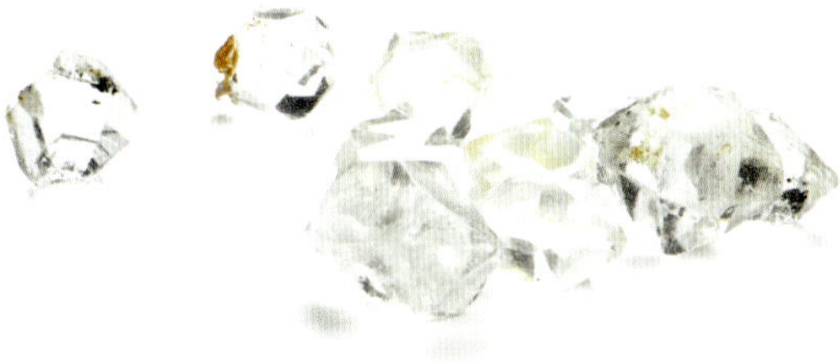

Empfohlene Kristalle: Apophyllit, Herkimer Diamanten und Marienglas (in der Abbildung von oben nach unten) zählen zu den Kristallen, die zum Heilen und Lösen von Blockaden des Kronenchakras eingesetzt werden. Um herauszufinden, welche Kristalle bei Ihnen die beste Wirkung erzielen, probieren Sie verschiedene aus und vertrauen Sie auf Ihre Intuition.

Stichwortverzeichnis

N

O

P

R

S

T

U/V/W

Y

Z

Dank

Quarto bedankt sich bei den im Folgenden genannten Personen für die Bereitstellung der in diesem Buch verwendeten Bilder:

www.shutterstock.com: S. 1 Zanna Art; S. 2 Chris002; S. 3, 9, 27 Trish Volt; S. 5 Zanna Art; S. 7 Asmiana; S. 8 Chris002; S. 10 Yellowj; S. 12, 13 Zanna Art; S. 15 Kite_rin; S. 16 Cornelia Pithart; S. 17 irin-k; S. 19 Romolo Tavani; S. 20 Serg64; S. 21 gresei; S. 22 New Africa; S. 23 wavebreakmedia; S. 24 Reid Dalland; S. 25 lucky-raccoon; S. 26 An Vino; S. 29, 43, 57, 71, 85, 99, 113 BigMouse; S. 31 Byjeng; S. 35 jonnysek-jiri; S. 37 Sergii Tverdokhlibov; S. 39 StockImageFactory.com; S. 40 Albert Russ; S. 41 oben Nik Merkulov; S. 41 Mitte Coldmoon Photoproject; S. 41 unten Africa Studio; S. 45 Monkey Business Images; S. 49 Holger Graebner; S. 51 Maya Kruchankova; S. 53 Madeleine Steinbach; S. 54, 55 oben Coldmoon Photoproject; S. 55 Mitte Reika; S. 55 unten vvoe; S. 59 Nenad Aksic; S. 63 gornjak; S. 65 Shustikova Inessa; S. 67 White bear studio; S. 68 Nastya22; S. 69 oben, 69 unten vvoe; S. 69 Mitte Roy Palmer; S. 73 mimagephotography; S. 77 matthew25; S. 79 Fortyforks; S. 81 ulrich22; S. 82 kongsky; S. 83 oben Roy Palmer; S. 83 Mitte vvoe; S. 83 unten Richard Peterson; S. 87 mimage-photography; S. 91 Dmitry Polonskiy; S. 93 PhuShutter; S. 95 Tatyana Vyc; S. 96 Nastya22; S. 97 oben, 97 unten J. Palys; S. 97 Mitte Alexander Hoffmann; S. 101 Antonio Guillem; S. 105 guteksk7; S. 107 CoralAntlerCreative; S. 109 Melica; S. 110 Albert Russ; S. 111 oben Coldmoon Photoproject; S. 111m Dafinchi; S. 111 unten olpo; S. 115 Stock-Asso; S. 119 Praew stock; S. 121 Insolite; S. 123 gowithstock; S. 124 bjphotographs; S. 125 oben Nastya22; S. 125 Mitte Bjoern Wylezich; S. 125 unten Tamara Kulikova.

DANK DES AUTORS

Die vielfältige Verflechtung der Chakras mit den verschiedensten Systemen macht deutlich, welch wichtige Rolle diese aktiven Energiezentren in unserem Leben spielen. Die Chakras bilden geradezu das Rückgrat unseres Wohlbefindens. Das Schreiben dieses Buches hat mich die Welt, in der wir leben, noch mehr schätzen gelehrt.

Ich möchte Ihnen, den Leserinnen und Lesern, meine Anerkennung dafür aussprechen, dass Sie Ihr Wohlbefinden aktiv mitgestalten wollen. Danke!

Ich bedanke mich beim Verlagsteam, das mich bei meinem Versuch unterstützt hat, dieses komplexe Thema auf eine einfache und elegante Weise darzustellen. Ein großes Lob an das Team für die fachlich kompetente und professionelle Zusammenarbeit.

Zu guter Letzt ein großes Dankeschön an meinen Mann Steven, der mir den Rücken freihält, damit ich meiner Leidenschaft für geistiges und körperliches Wohlbefinden nachgehen und mein Wissen mit anderen teilen kann.